CARE
Good Care ,
Good Living

CARE
Good Care ,
Good Living

CARE
Good Care ,
Good Living

CARE
Good Care ,
Good Living

CARE
Good Care ,
Good Living

care 49

物理治療師教你
中年後亞健康人的正確運動

編　　著：曹昭懿、簡盟月
　　　　　暨 臺大物理治療團隊
插　　畫：小瓶仔
責任編輯：劉鈴慧
美術設計：張士勇
校　　對：陳佩伶
法律顧問：董安丹律師、顧慕堯律師
出 版 者：大塊文化出版股份有限公司
台北市10550南京東路四段25號11樓
www.locuspublishing.com
讀者服務專線：0800-006-689
TEL：(02) 8712-3898　FAX：(02) 8712-3897
郵撥帳號：18955675　戶名：大塊文化出版股份有限公司
版權所有　翻印必究

總經銷：大和書報圖書股份有限公司
地址：新北市五股工業區五工五路2號
TEL：(02) 89902588 (代表號)　FAX：(02) 22901658
製版：瑞豐實業股份有限公司

初版一刷：2017年4月
初版二刷：2018年3月
定價：新台幣420元
ISBN：978-986-213-785-7
Printed in Taiwan

物理治療師教你
中年後亞健康人的正確運動

編著
曹昭懿、簡盟月
暨
臺大物理治療團隊

目錄

規律性的有氧運動／運動原則

序

動起來
迎接健康有活力的第二人生

王英偉／衛生福利部國民健康署 署長

　　台灣社會老化速度相較於歐美國家快了很多，台灣目前平均餘命 79.8 歲，健康餘命為 71 歲，與歐美先進國家比較，我國並未比較差，但健康餘命為各年齡層死亡率與健康狀況之綜合結果，如果少了健康，長命不一定好命！

　　想要活得好、老得慢，就要從中年、青壯年，甚至兒童期開始預做準備，從生、老、病、死做到全面的健康規劃！所謂活得好並不是延緩退化或失能，而是活在當下（living for now），好好享受第二人生，擁有活躍社交生活，對社會有所貢獻，讓身心靈都得以滿足，才是最完美的人生藍圖。

　　聯合國與世界衛生組織均正式發布報告，並發動全球政策與行動。在高齡化時代，全球最重要的致命

原因，就是癌症、糖尿病及心血管疾病等所謂的「非傳染病」，或俗稱的慢性病、「文明病」；而這些疾病又有四大共同的危險因子，就是：菸、酒、不健康飲食、缺乏身體活動。

這本書對於中年以後常見健康問題，以物理治療專業提供運動建議，感謝曹昭懿主任、簡盟月副教授和臺大團隊的用心，為了亞健康族群，提供運動建議，出版生活化運動資訊書籍。

世界衛生組織建議 18 到 64 歲青壯年族群，及 65 歲以上銀髮族，每週要做 150 分鐘以上的中等強度身體活動，活動時會覺得呼吸有點加快，能說話，但不能唱歌。適量的身體活動可以降低罹患心血管疾病、糖尿病的風險，還降低罹患大腸癌、乳癌的風險。此外，身體活動可以保持心情愉快，增加活力，減少憂鬱、衰弱、失能及失智症的風險。有慢性病的朋友，也要記得規律運動，才能常保健康！希望能善用這本工具書，從日常生活動起來，從容準備迎接健康有活力的第二人生！

即時動、正確動，防老又健康

鄭素芳／臺灣大學醫學院副院長
臺灣大學物理治療學系教授
臺灣物理治療學會理事長

　　去年網路流傳一位英國長者 Dr. Charles Eugster 以
95 歲高齡進行健身體能訓練，並屢屢打破自己的短跑
與划船世界紀錄，快速獲得大家的矚目。（http://www.
bodybuilding.com/fun/lessons-from-a-95-year-old-
bodybuilder.html)。

　　原來這位長者年輕時愛好運動，但是在牙醫師忙
碌的生活以及家人不喜歡戶外運動的情況下，當了四
十年的沙發馬鈴薯，以致全身肌肉鬆垮且體態嚴重變
形。直到 85 歲開始，積極地從事健身活動，藉由乳清
蛋白的補充、肌力的訓練以及主動的終身學習態度，
經過兩年的努力，成功地重拾往日運動選手的風采。
至於阻力運動項目中，Dr. Eugster 提到：「功能性訓練
包括平衡、拉筋、敏捷性訓練、游泳與重量訓練對於

老人特別有幫助。」這位長者的傳奇經歷，對於老人健康照顧的規劃與推展相當具啟發性。

　　臺灣社會老化的速度儼然是全球數一數二的，老人的健康照顧更是全民關注的議題。但是審視國內的長期照顧系統發現，仍然是著眼於失能者的慢性期照顧，對於亞健康老人的健康照顧與管理可說是相當缺乏。從早期預防與早期治療的角度而言，若是能夠在高危險的階段，即給予適當的衛教與藥物，並提供正確的飲食與運動指引，相信能夠避免問題的惡化，亦能減少個人的醫療花費與家庭社會的成本負擔。

　　在老人的健康照顧需求中，身為運動與醫療專家的物理治療師，肩負著重要的任務。本書《物理治療師教你，中年後亞健康人的正確運動》是臺灣大學物理治療學系暨臺大醫院物理治療中心曹昭懿主任與簡盟月副教授協同多位教師、臨床物理治療師與研究生，在百忙之中為大家撰寫的第二本健康保健書籍。針對中年後幾項常見的健康問題，包括肌少症、衰弱症候群、代謝症候群、肥胖、骨質疏鬆、停經症候群、尿失禁與失智症，提供最新的醫療衛教知識以及自我檢

測的項目，並針對個別的問題設計適合的運動處方，對於個人與家人的健康照顧相當有幫助，是現代家庭必備的保健書籍。

希望在認真專業的物理治療師努力之下，未來臺灣的老人在臨終前，也能如芬蘭老人般，臥床時間越短越好。

運動要有效，方法正確最重要

楊政峯／中華民國物理治療師公會
全國聯合會理事長

　　大家都知道運動很重要，卻常常不知道怎麼正確
的運動，本書涵蓋中高齡者最需要的運動方法與知識，
在台灣社會正快速步入高齡化的此時，顯得特別有意
義。日常生活中，常常會有親朋好友來詢問健康的問
題，也常常聽到這樣一句話：「醫生說要運動。」至於
「怎麼運動呢？」便不清楚了。

　　身為物理治療師，我很高興運動已經被認知為「恢
復健康」的重要方法。然而，這些話往往也讓我很無
奈，當民眾接受運動是重要的這樣一個觀念時，卻不
知道正確的運動方法，所以觀念仍停留在觀念，付諸
實行的方法，則是靠個人在摸索。

　　所以看到這本書時，我特別的有感，因為這本書
不只在傳遞運動是重要的這樣的觀念，這本書更在教

導正確的運動方法。此外，本書也提供了許多疾病相
關的知識，這對於因為生病需要運動的人相當的重要，
因為運動的過程中，大家都難免會有這樣做對不對、
是不是應該那樣做才對的疑問，掌握了正確的知識，
除了能讓運動做得更正確，也可以免除心中許多疑惑，
甚至進一步調整生活方式，全方位的改善病況。

　　生命的難題是，每個人都希望永遠健康，但每個
人都會老化，老化是無可避免的生命歷程，無可避免
的生理機能不斷退化，退化到某個程度時疾病隨之發
生，距離健康也就越來越遙遠。然而這樣的歷程並不
是不可改變的。健康不是一天崩壞的，除了意外傷害，
疾病並不是在一天之間發生的，當身體出現警訊時，
如果我們能立即開始積極面對，那就有機會將身體狀
況往健康的方向拉。我建議每位讀者，跟隨這本書的
指引自我檢測，發現自己可能不太健康時，依照書中
方法規律的運動，相信每個人都可以延長健康的歲月，
延緩疾病的發生。

　　追求健康很重要的觀念是：「健康的維護要從健康
的時候開始，在身體還是健康時開始正確的運動、正

確的生活，讓身體維持在健康的狀況。」所以中高齡者要閱讀本書，中壯年人也要閱讀本書，依照本書的方法運動，相信每個人都可以留住健康。

臺灣的社會正在急速地老化，這意味著有更多人必須耗費心力照顧家中的長輩，也意味著醫療照顧的負擔日益龐大，長期照顧體系的建構，或許可以適時的解決人口老化的問題，然而如果老年人口不斷的增加，更正確的說，如果失能人口無限量的增加，再龐大的照顧體系也無法負荷，照顧所需要的財務負擔也終將崩潰。

在這樣幾乎是無解的循環中，唯一的解決之道是運動，正確有效的運動可以讓人活得健康，減少家人的負擔，減少社會的負擔。

閱讀本書，可以深刻感受到作者的用心，緊扣社會脈動，將多年累積的學術涵養與臨床經驗，以最淺顯易懂的方式呈現給讀者，相信這本書可以讓很多人不再徬徨於如何找到正確的運動方法，不再想要對疾病有更深入的了解卻不得其門而入。當大家都能正確有效的運動，我們的社會將因此而健康快樂。

　　這是一本既有實用性又有知識性的好書，希望這本書能讓所有人看到。

人過中年之後

曹昭懿／自序

　　眼看著老年人口跳著增長成了全球化趨勢，眼前重要的健康議題，再也不是瘧疾霍亂這些傳染病，而是慢性病、老年病。我們這群物理治療師，口口聲聲要提升國人健康生活品質，要讓人健康地老、快樂地老，要如何能使得上力，還真讓人心急。

　　中年過後，進入人生的青壯年尾聲，經過拚事業、建立家庭、養育子女的勞心勞力，家庭、工作或許進入穩定狀態，但大家或多或少會感受到自己在生理上的「歲月不饒人」變化。如果不是有好的生活習慣，開始感受到新陳代謝效率變差，隨便享受美食體重就上升；女性朋友或者開始感受到停經症候群的不舒服；接著，常聽說的老化慢性病的症狀，好像一步步威脅著健康。

　　大塊的鈴慧來找我，她說：「曹老師，您研究室叫做『生活品質與健康促進研究室』，您是有使命的，不可以拒絕喔！」她提到：「想為熟齡族群，提供健康的老年生活。」讓我升起捨我其誰的感覺……

　　於是，很快就被她說服了，繼我們物理治療中心上一本書《物理治療師教你自助擺平痠痛》，開始構思「物理治療師教你」系列的第二本書。除了規劃書中的主題，也開始找寫書的團隊。這本新書既然是「生活品質與健康促進研究室」的任務，而生活品質與健康促進也是我們物理治療專業的目標；因此，從我研究、教學、服務的團隊裡，在學系教師、博士班研究生、臺大醫院物理治療中心團隊中，找了各個主題的專家，一起共襄盛舉來寫這本書，希望能讓各位讀者朋友們健康又快樂地邁向中年過後。

　　在我們國家，醫療健保已經太普及太方便，健保署是大家熟識的；但是健康促進，預防得病，或是預防生病後變得更嚴重，則是國健署重要的施政目標，因此我請長官來寫序，一起呼籲全民健康要靠自己，從養成規律運動習慣開始。

　　我總結了中年後常見的健康問題，邀請這幾位專家們共同來參與：

　　停經症候群，由簡盟月副教授負責。

　　尿失禁，是臺大醫院物理治療中心黃敏瑄治療師主筆。

　　肥胖症，主筆是簡盟月副教授與博士班謝秉倫治療師。

　　代謝症候群，由部立桃園醫院許應勃與陳亮伃物理治療師來寫（應勃也是本所博士生），再由簡盟月老師協助修改。

　　骨質疏鬆症，是臺大醫院物理治療中心陳昭瑩經理負責，我們的前一本書《物理治療師教你自助擺平痠痛》可是深受讀者朋友好評、有口碑的喔！

　　肌少症與衰弱症，是由博士班蘇信昌治療師主筆。

　　失智症，則是本系湯佩芳副教授，與中國醫藥大學朱育秀助理教授兩位合寫。

　　這八大主題，可以讓讀者們從自我篩檢來找問題，了解自己的問題，到如何透過運動與生活的處方建議，

來幫忙大家遠離中年過後惱人的疾病問題；最重要的，當然是持續不斷地執行正確運動計畫，期盼讓大家改善健康且活得精彩。

　　文後，特別邀請臺大物理治療學系的學長，國泰醫院知名物理治療師簡文仁先生，設計了一套好懂易學的「四方健康操」，讓大家可以不受時空限制，隨時隨地做運動。

　　時下大家生活壓力都不小，亞健康的狀況難免，是身體沒被善待所出現的警訊，停損之外，該如何補救，才是日後銀髮生活中，能成功老化的關鍵；願與各位讀者朋友，共勉之！

做對運動，老得自在有活力

簡盟月／自序

　　以前都說：「人生七十古來稀。」不過拜醫療進步
之賜，現在「百歲人瑞比比是」！但是「老」，可不都
是一樣的；有人輕鬆自在，活動自如，有人則是長期
臥床，動彈不得。

　　臺灣十大死亡原因，超過 60% 都和「吃得多，動
得少」的不良生活型態有關。舉凡心血管疾病、腦血
管疾病、代謝症候群、高血壓、糖尿病、高脂血症及
部分癌症患者，都應建立「均衡飲食」與「規律運動」
的健康生活型態，並持之以恆。坊間介紹運動的書籍
琳琅滿目，卻少有針對出現慢性疾病和三高等危險因
子的中老年人，這些亞健康的群眾，卻可能有不同的
醫療狀況考量，所以需要有不一樣的運動設計。

　　這本書是為了每位想要「活得健康輕鬆，老得自

在有活力」的民眾而寫的。適合中年人看，因為許多慢性疾病都從中年開始，為了享受健康的銀髮生活，我建議人到中年時，就得開始培養健康運動的好習慣。

本書更是寫給老年人的；人都會老化，但要快樂老化，成功老化！老年人可能已有些慢性病，肌肉關節也僵硬退化，而影響運動進行，物理治療師的指導示範，可以協助銀髮族朋友「安全活動」到老。這本書也適合恣意青春的年輕人看。因為不知道明天會不會更好，不過明天確定會變老。年輕時就要開始存「健康本」，不能任意揮霍健康，才有美好的銀髮時代！

人到中年以後，主要的健康問題多來自「油多（肥胖）、肉少（肌肉減少）、骨頭脆（骨質疏鬆）」。本書針對幾項中老年人常見的問題，從肥胖、代謝症候群、骨質疏鬆症、肌少症、衰弱，到停經症候群、尿失禁，以及失智症，做深入淺出的介紹，並針對各項問題的運動處方和注意事項詳加說明，提供許多實用的運動處方範例，讓讀者可以自助、安全地運動，是目前市面對合併慢性疾病或潛在風險的「中老年人安

全運動」介紹最完整的書籍。

　　感謝曹昭懿主任的號召，邀請多位長期投注中老年人健康促進的物理治療師們一同撰寫，謝謝湯佩芳副教授、朱育秀助理教授、陳昭瑩經理、黃敏瑄物理治療師、陳亮伃物理治療師、臺大物理治療博士班許應勃同學、謝秉倫同學和蘇信昌同學的幫忙。謝謝物理治療前輩簡文仁老師，為本書讀者特別設計簡單實用的「四方健康操」。謝謝大塊文化出版社的支持，讓本書得以付梓出版。希望透過本書，讓所有民眾都能老得自在，老得活力充沛。

運動小辭典

體適能

健康體適能指的是身體組成（身體質量指數）、肌肉適能（包括肌力、肌耐力）、心肺適能（心肺功能）與柔軟度。維持良好的健康體適能，才能行動自如、預防受傷！

對於年長者，平衡能力則相對重要，銀髮族體適能除了身體組成、肌肉適能、心肺適能與柔軟度之外，平衡能力是重要項目。

做過體適能檢測後，根據結果，物理治療師利用

———

阻力運動，增進肌肉適能。
有氧運動，促進心肺適能。
伸展運動，增加柔軟度。

改變身體組成，也要依賴有氧運動、阻力運動（阻力運動）來達成，但這些都要靠個人自己持之以恆來落實。

結構性的運動計畫

　　每一次的運動訓練計畫，都要包含「暖身運動、主要運動、緩和運動」三項。

主要運動

　　根據該次運動訓練的目的，可選擇主要運動項目，通常是有氧運動、阻力運動與伸展運動。當不以伸展運動為主要運動時，伸展運動常被放在暖身或緩和運動時進行。

暖身運動

　　我們身體要開始運動前，必須先調整生理狀態以適應即將面臨的活動量，因此運動前需要暖身。暖身運動通常要 5-10 分鐘，若要進行激烈運動，則需要更

長時間暖身。

緩和運動

緩和運動也要 5-10 分鐘，以平衡運動後的血流、心跳、體溫等的改變。

運動計畫

從運動頻率、運動強度、運動持續時間，及運動形式四個方面來規畫。

運動頻率

是指多久要做一次運動，一般以「周」為單位，如每周要做幾次；還會提到每次做幾回合，每回合做幾下。

運動強度（劑量）

是指在進行運動時所需力量的大小，或是用力程度，一般有氧運動以「低、中、高」強度來描述；而阻力運動則以肌肉可承受的重量及重複次數作計算。

運動持續時間

做該運動時持續的時間長度，一般以「分鐘」計。

運動形式

指的是有氧運動(常見的如游泳、慢跑、快走等)、阻力運動、伸展運動。

有氧運動

　　是指大肌肉群參與的連續規律運動，只要是下肢參與的活動（如走路、跑步），連續超過 20 分鐘，多可歸為有氧運動。有氧運動為消耗能量的主力運動型態，也常常是訓練心肺適能的主要運動。

活動形式

　　譬如走路、慢跑、騎腳踏車、游泳、土風舞、各種球類活動等。

有氧運動運動強度的計算

計算方法

● 用「最大預期心跳速率」，最簡易卻非大家都適

用。

● 用「心跳儲備量」的方法來計算，是較為客觀且科學化的方法。

● 用「自覺用力指數」來判定，較主觀但適合無法自我計算心跳率的人使用。

● 用「主觀感覺」判斷。

最大預期心跳速率

最大預期心跳速率計算公式：220 －當事人年齡。

心跳儲備量計算法

心率儲備量＝最大心跳速率－安靜時心跳速率。

最大心跳速率，為一個人生理的極限下，心跳的最大值；用公式推導出來的最大心跳速率，只是一個推估值，並不是實際值，但為求計算方便，臨床上還是常以此公式的推估值為標準。公式為：220 －當事人年齡。

舉例來說：陳先生今年 56 歲，休息時他的心跳速率為每分鐘 75 下，如果要執行中等強度運動時，其目

標心跳率應為多少下？

● 步驟一、算出最大預期心跳速率。

最大預期心跳速率＝ 220 －年齡，所以陳先生的

最大心跳速率為：220 － 56 ＝ 164。

● 步驟二、算出心率儲備量。

心率儲備量＝最大心跳速率－安靜時心跳速率，

所以陳先生心率儲備量為：164 － 75 ＝ 89

● 步驟三、選擇運動強度的相對心跳儲備量。

由運動強度對照表可知，做中等強度運動時，運

動強度心跳應該要較休息時增加 40%-59% 的心

跳儲備量，以陳先生心率儲備量為例：

40% 的心率儲備量＝ 89 × 40% ＝ 36

59% 的心率儲備量＝ 89 × 59% ＝ 53

因此陳先生中等強度運動的目標心跳速率，為每

分鐘 111-128 下（75 ＋ 36 ＝ 111 及 75+53 ＝ 128）。

自覺用力指數

這是自我感覺運動時的費力程度，轉換為相對數

值的方法，適合於服用影響心跳的藥物、不方便計算

心跳的民眾。一般的用力程度表示如下表，其中 12 代表運動強度對你來說剛剛好，未描述自我感覺的分數（如 10、12、14、16）所代表的運動強度則是介於上下兩分數之間的感覺，例如 14 分代表運動強度介於「有些吃力」到「吃力」間。

自覺用力指數表

分數	自我感覺	分數	自我感覺
9	非常輕鬆	14	
10		15	有些吃力
11	輕鬆	16	
12		17	非常吃力
13	有些吃力	18	

主觀感覺

低強度運動：像輕散步時。

中強度運動：呼吸稍微變喘，活動時還能與人交談微微流汗。

高強度運動：呼吸非常喘，活動時無法與人交談，大量流汗。

●下表提供不方便計算心跳的民眾參考：

	心跳儲備量	主觀感覺	自覺用力指數
低強度	＜40%	像輕散步時	8-10
中強度	40%-59%	呼吸稍微變喘，活動時還能與人交談微微流汗	11-13
高強度	60%-85%	呼吸非常喘，活動時無法與人交談，大量流汗	14-16

運動強度並非最重要的參數

有氧運動強調的是「長時間」、「規律的運動」！

當民眾運動時感覺呼吸有稍微變喘，還能說話，身體微微流汗，這時的運動強度大約就是中等強度；如果運動時感覺呼吸非常喘，無法與人交談，身體大量流汗，這時就已經達到劇烈運動。減肥運動時也可採用主觀感覺來評估運動強度。

阻力運動（肌力訓練）

　　阻力運動是給予肌肉阻力以增強肌肉力量或耐力；阻力運動就是要增加肌肉的力量，上、下肢與軀幹肌力都需要，可先從大肌肉群開始訓練再進行到小肌肉群。

　　對於日常生活與健康而言，訓練肌耐力，比肌力更重要。阻力的形式可以利用自身體重（例如重複蹲站），或使用健身房器材、沙包、啞鈴、彈力帶等等達到增強肌肉的力量。

大肌肉群

　　由較多肌纖維組成，體積較大的肌肉群，例如肱二頭肌、肱三頭肌、胸肌、臀大肌，或大腿前後側的

股四頭肌、膕旁肌；大肌肉群負責粗大動作，如肩部各方向的抬舉、手肘伸直、彎曲，下半身則如髖關節彎曲、外展、膝關節伸直、彎曲。

中小肌肉群

由比較少肌肉纖維組成，肌肉體積小，負責精細動作，例如手指的抓握等；軀幹的核心肌群也是較小的肌肉群。

肌力

肌肉可以表現的最大力量值；一般訓練肌力用較大的阻力，較少重複次數的方式來訓練。

肌耐力

肌肉可以持續用力的時間長短；訓練肌耐力用較小的阻力，較多重複次數的方式來訓練。

阻力運動強度的計算

使用重量

例如啞鈴的磅數，或不同器材的公斤數。

用最多重複次數計算

單位還是重量的磅數或公斤數，用「最多可以重複次數的重量」作為劑量標準；例如：肘屈肌「做 12RM，8-10 下」，意思是「先找到一個重量，那個重量肘屈肌只能舉 12 下 (12RM)，阻力運動時，肘屈肌便舉那個重量的 8-10 次」。找到某肌肉群的只能舉起一次的重量，則稱為 1RM。

中等強度

能一次舉起重量 1RM 的 50%。

高強度

1RM 的 75%-80%。

肌肉收縮型態

根據肌肉收縮時肌纖維長短的改變，可以分為「向心收縮」、「等長收縮」與「離心收縮」。

向心收縮

是動作方向和肌肉收縮方向相同，向心收縮時肌肉長度變短，如手伸直時拿啞鈴向上碰到肩部，此時肱二頭肌做的是向心收縮。我們在上樓梯時，腿上的股四頭肌，也是同樣在做向心收縮。

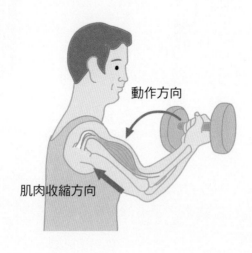

動作方向

肌肉收縮方向

上樓時，股四頭肌向心收縮，作伸直的動作

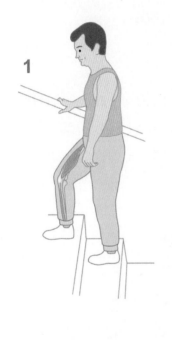

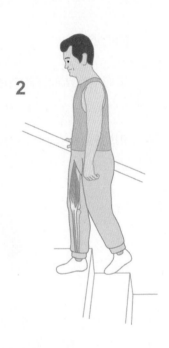

等長收縮

　　肌肉收縮時，肌肉長度不變，看不出外顯的動作變化，例如手持啞鈴不動時，肱二頭肌做的是等長收縮。一般人執行這類動作較沒有問題，但常為了完成動作而憋氣用力，這會造成腹內壓增加、血壓升高。因此訓練時需要觀察憋氣原因，若是因訓練阻力太大，則須調整阻力的重量。若是只是用力的習慣，則應該告訴練習者動作時應該是吐氣，或是讓他在動作用力時發出聲音讀秒，確保有呼氣不是憋氣。

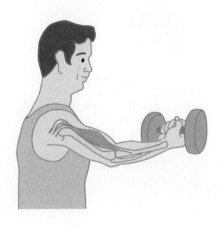

離心收縮

　　對大部分人來說，阻力運動會造成受傷通常是在肌肉離心收縮的時候。離心收縮就是動作方向和肌肉收縮方向相反，例如手拿啞鈴慢慢伸直，此時肱二頭肌做的是離心收縮；又如下樓時，伸直的腿慢慢彎曲下樓，此時股四頭肌需要做離心收縮控制腳放下的速度，若不注意就將膝關節處放鬆，那麼就容易造成肌肉拉傷甚至跌倒。因此若以重量訓練機器進行訓練時，需要特別小心。

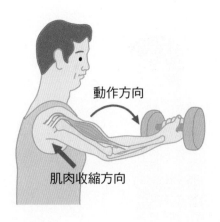

下樓時，股四頭肌做離心收縮以控制速度

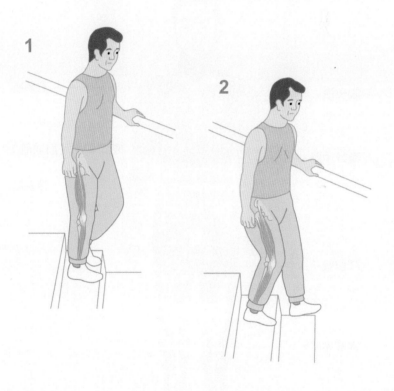

人體正面肌肉群

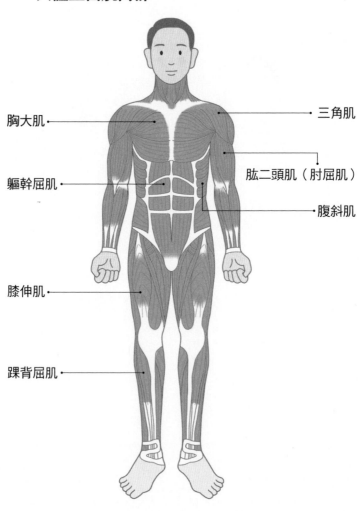

胸大肌

三角肌

肱二頭肌（肘屈肌）

軀幹屈肌

腹斜肌

膝伸肌

踝背屈肌

人體背面肌肉群

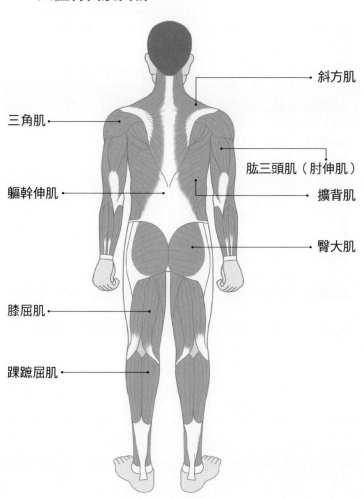

斜方肌

三角肌

肱三頭肌（肘伸肌）

軀幹伸肌

擴背肌

臀大肌

膝屈肌

踝蹠屈肌

阻力運動常見的肌群與動作

關　節	肌　群	動　作
肩關節	三角肌	前屈、外展
肘關節	肱二頭肌／肱三頭肌	彎曲／伸直
腕關節及手部	腕屈肌/腕伸肌/手部肌群	彎曲／伸直/握拳／開掌
髖關節	屈肌／臀中肌／臀大肌	前屈／外展／後伸
膝關節	膝屈肌／膝伸肌	彎曲／伸直
踝關節	踝蹠屈肌／踝背屈肌	踮腳尖／翹腳尖
軀幹	核心肌群／軀幹屈肌／軀幹伸肌 這些肌群隱於人體內深處，不易於表面的動作訓練	軀幹穩定／彎曲/伸直

肩關節三角肌的訓練動作

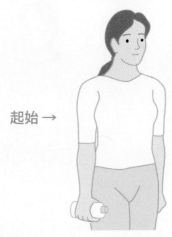

起始 →

正舉前屈 ↓

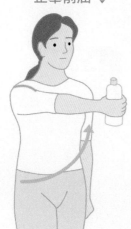

側舉外展 ↓

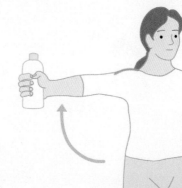

肘關節肱二頭肌訓練動作

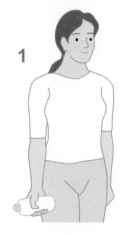

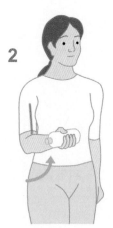

肱三頭肌的訓練動作

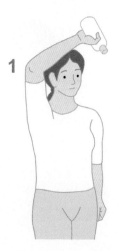

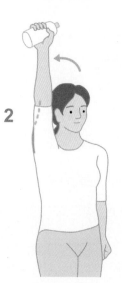

腕伸肌／腕屈肌訓練動作

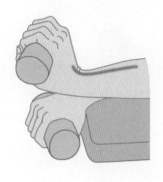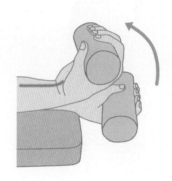

手部肌群訓練動作（抓握）↓

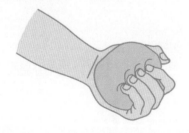

手部肌群訓練動作（張開）→

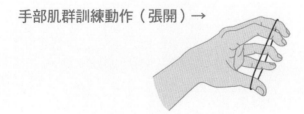

髖關節髖屈肌訓練動作 ↓

臀中肌訓練動作↓

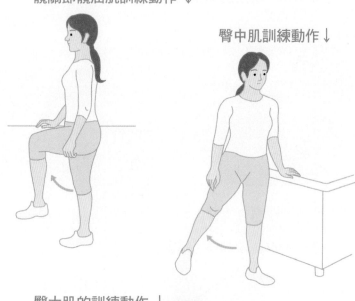

臀大肌的訓練動作 ↓

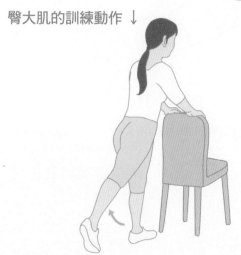

膝關節膝屈肌訓練動作

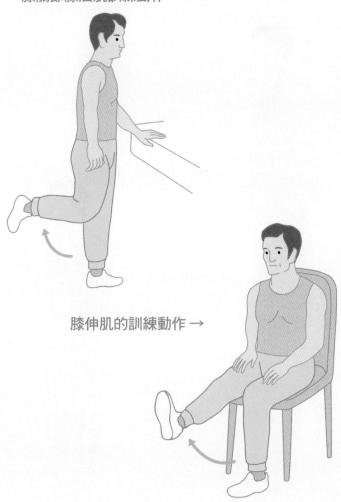

膝伸肌的訓練動作 →

踝關節踝蹠屈肌訓練動作

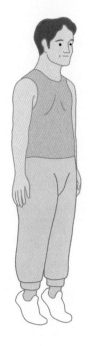

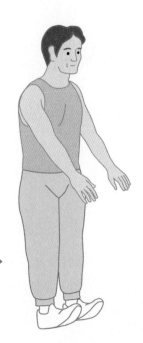

踝背屈肌的訓練動作 →

伸展運動

　　伸展運動或柔軟度訓練一般稱為「拉筋」，顧名思義，就是要將我們的肌肉、肌腱以及韌帶等軟組織拉長，利用靜態、平穩、緩慢的動作，讓全身關節活動度伸展到最大，以增加這些軟組織的延展性，提高肌肉在做運動過程中的效益，也減少軟組織受傷的機會。在做伸展運動時，要先把起始姿勢擺正確，而不是只求做到表面看到的大角度。

　　好的柔軟度不但有助於維持良好姿勢，更能降低運動傷害的發生機會。在有氧運動的緩和運動後，或阻力訓練結束後都可以執行，以穩定伸展的方式，緩慢且有控制地伸展，不可使用彈震式的方式，就是在動作結尾時以來回震盪的方式進行，以免受傷。

劑量

每個動作從維持 5-10 秒開始,可逐漸增加維持時間,原則為盡量伸展但不引起疼痛。

伸展運動常見的肌群與關節

頸部肌群(後方及側邊肌肉)伸展運動

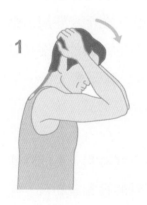
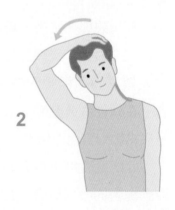

1 挺胸並縮下巴,雙手交握擺放於後腦勺稍微出力,將頭向下帶,覺得頸部後方的肌肉有拉緊的感覺,停留伸展 10 秒。

2 伸展頸部左側肌肉時，將左手扣住椅子邊緣，頭側向右邊，利用右手將頭輕輕帶往右邊肩膀。在有輕微緊繃感時停留 10 秒，回復直立姿勢放鬆 10 秒，左右輪流，重複 10 次，一天 3 回。

胸大肌伸展運動（牆面透視圖）

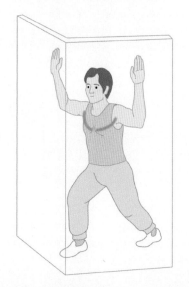

牆角面壁的擴胸運動，兩手前臂貼靠牆面，身體慢慢推向牆角，利用身體向前推的動作帶出前胸伸展與挺直上背的效果；重複此動作 10 次。

肱二頭肌伸展運動

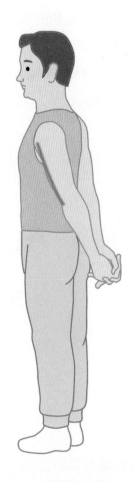

　　手臂伸直向後，肩胛骨往內收緊，胸部往前伸展；
每次伸展時可停留 10-20 秒，重複做 4-6 次。

肱三頭肌伸展運動

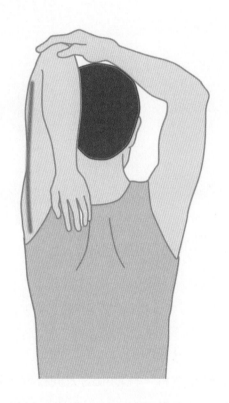

　　手臂抬高，手肘彎曲，往後摸背部，另一手將手肘拉向頭部，協助伸展。每次伸展時兩手輪流做，可停留 10-20 秒，重複做 4-6 次。

手腕關節伸肌（前臂外側肌群）伸展運動

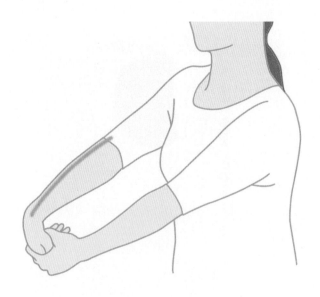

　　手放在身體的前方，手肘伸直，手掌朝地板，另一隻手放在手背，往地板的方向拉緊，感覺到前臂的外側有緊的感覺，不要拉到疼痛；停留 10 秒鐘，再慢慢回復原位，兩手輪流做。

手腕關節伸肌（前臂內側肌群）伸展運動

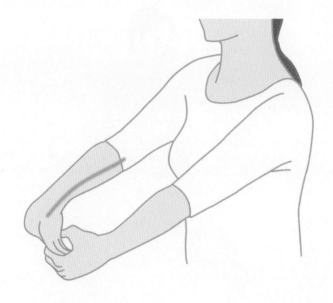

　　把手放在身體的前方，手肘伸直，手掌微朝上，另一隻手放在手指處，往地板的方向拉緊，感覺到前臂的內側有緊的感覺，不要拉到疼痛；停留 10 秒鐘，再慢慢回復原位，兩手輪流做。

內收肌群（大腿內側）伸展運動

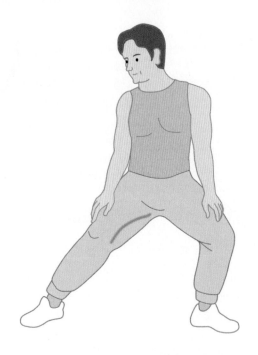

　　雙腿左右分開兩倍肩寬，左腿膝蓋彎曲，右腿膝蓋伸直，身體重心慢慢挪至左腳，重心往下，感覺右邊大腿內側伸展，下停留 10 秒鐘；換邊重複相同動作。

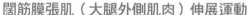

闊筋膜張肌（大腿外側肌肉）伸展運動

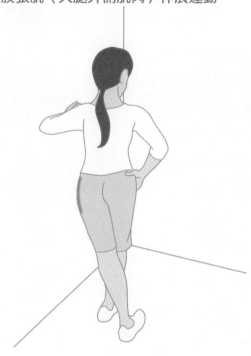

　　伸展的那側靠近牆站，身體挺直、面向前方。將要伸展的腳向後，交叉至另一腳後方。前側腳腳尖朝前方，後腳腳跟不離地，將臀部向牆的方向推，上半身遠離牆面，靠牆側的大腿外側有略緊的感覺；在有輕微緊繃感時停留 10 秒，換邊重複做相同動作。

股直肌（大腿前側）伸展運動

初階可先用毛巾
幫忙勾住欲伸展的同
側腳踝，腹部收緊，
膝蓋保持放鬆，盡量
以毛巾協助把腳跟靠
近屁股。

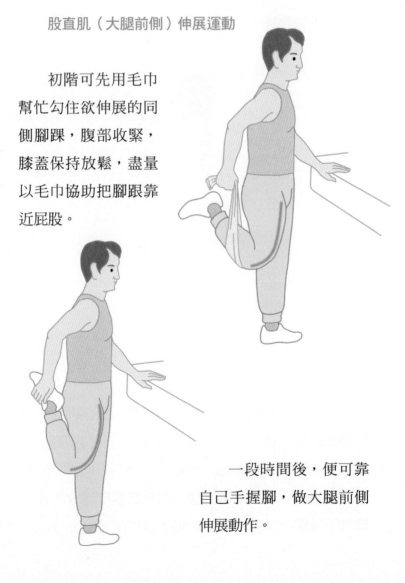

一段時間後，便可靠
自己手握腳，做大腿前側
伸展動作。

膕旁肌（大腿後側）伸展運動

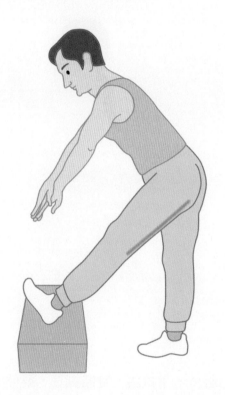

　　先將一腳抬至約 30 公分高的固定物上，保持收腹、膝蓋伸直，身體慢慢往前，感覺大腿後側伸展，停留 10 秒鐘；換邊重複相同動作。

跟腱與腓腸肌（小腿後側）伸展運動

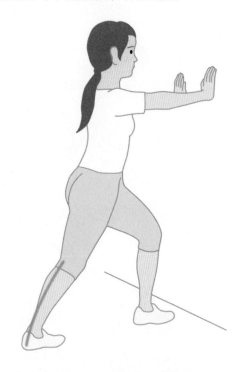

　　面對牆壁，手扶牆，身體挺直，要伸展的腳在後側；前側腳膝關節彎曲，後側腳保持腳跟不離地、膝關節「伸直」。注意兩腳尖朝正前方，身體挺直，臀部向前推，別挺出肚子；換邊重複相同動作，維持 10-20 秒鐘。

比目魚肌（小腿後側）伸展運動

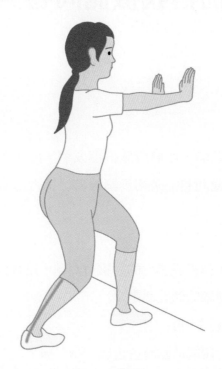

　　面對牆壁，手扶牆，身體挺直，要伸展的腳在後側；前側腳膝關節彎曲，後側腳保持腳跟不離地、膝關節「彎曲」。注意兩腳尖朝正前方，身體挺直，臀部向前推，別挺出肚子；換邊重複相同動作，維持 10-20 秒鐘。

運動前自我檢測問卷

　　在運動前，亞健康族群朋友們，建議可使用「自我運動準備問卷」來初步篩檢自己是否為運動的高危險群。

- 醫生曾否說過你的心臟有問題，以及只可進行醫生建議的體能活動？
  □ 是　□ 否
- 進行體能活動時會否感到胸口痛？
  □ 是　□ 否
- 過去一個月內，曾否在沒有進行體能活動時也感到胸口痛？
  □ 是　□ 否

- 曾否因感到暈眩而失去平衡，或曾否失去知覺？
  □ 是　□ 否

- 骨骼或關節，例如脊骨、膝蓋或髖關節是否有毛病，且會因改變體能活動而惡化？
  □ 是　□ 否

- 醫生現時是否有開血壓或心臟藥物，例如：胹底丸（Glyceryl Trinitrate）給你服用？
  □ 是　□ 否

- 是否有其他理由令你不應進行體能活動？
  □ 是　□ 否

第一章

for

停經症候群的女性朋友

文／簡盟月

更年期不是疾病
是女性必經生命歷程

　　停經和更年期，是女性必經的生命歷程，它並不是疾病，但這段期間的不適症狀卻嚴重影響女性的日常生活。

　　停經是指因卵巢功能衰退，導致女性荷爾蒙分泌變少造成月經停止。一位女性排除其他可能造成無月經的原因後，月經停止達 12 個月，便稱為自然停經。臨床醫師通常會先排除懷孕、甲狀腺疾病、泌乳激素疾病的可能，然後依據年齡、月經週期改變，及停經症候群症狀綜合評估，並配合測量血清中濾泡促進素 (FSH) 與雌激素 E2 濃度來做診斷。

自然停經

　　通常發生於 45-55 歲之間，平均發生年齡約在 51

歲。由於社會變遷，生活壓力與日俱增，停經年齡層有逐漸提早的趨勢。

　　女性由規則的月經週期至停經之間的階段，稱為停經過渡期，或稱為更年期。通常從停經前數年就開始，可維持到停經後數年，持續時間可長達 2-5 年。停經過渡期的不適症狀很多，包括生理方面和心理方面的影響，統稱停經症候群，約 75% 的婦女因此所苦。

　　生理方面的影響包括熱潮紅、盜汗、睡眠障礙、虛弱、暈眩、陰道黏膜萎縮和關節疼痛等。心理方面的影響，則包括容易緊張、焦慮、失眠、注意力不集中、疲倦、記憶力減退、情緒不穩、易怒、憂鬱症等。其中以熱潮紅和停經過渡期的荷爾蒙變化有密切相關，也是患者求診的主要原因。

熱潮紅

　　是一種突如其來的燥熱感，以臉部及胸部為中心，迅速擴散至全身，通常持續 1-5 分鐘，可能合併冒汗、寒顫、心悸和焦慮。

　　在停經過渡期，約有 87% 女性曾有熱潮紅經驗，

其中 33% 患者熱潮紅頻率超過一天 10 次以上；頻繁出現熱潮紅可能導致慢性睡眠障礙。目前已知造成熱潮紅的可能機轉包括：

荷爾蒙變化

濾泡刺激素上升及雌激素下降，是停經過渡期及停經後身體主要變化，臨床上由補充雌激素可改善熱潮紅的症狀；不過每位女性症狀及持續時間變化差異大，荷爾蒙濃度改變不是造成熱潮紅的唯一因素。

下視丘體溫調節中樞功能異常

停經過渡期，體溫調節中樞區域變窄，因此對於中心體溫變化較敏感。一旦體溫調節中樞偵測中心體溫升高，便會藉由周邊血管擴張降低體溫；但因調節中樞功能異常，往往促使周邊血管過度擴張，導致體溫下降超過預期，這時會再藉由寒顫以增加熱能、回升體溫；因而患者描述熱潮紅症狀常是忽冷忽熱，伴隨發汗及寒顫。

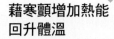

藉寒顫增加熱能
回升體溫

下視丘變窄
偵測體溫升高

過度擴張體溫下降
超過預期

藉由周邊血管擴張
降低體溫

其他系統變化的影響

例如血清素系統、正腎上腺素系統、腎上腺素系統等都和熱潮紅相關。

目前荷爾蒙補充療法，廣泛應用於改善更年期不適症狀，尤其是熱潮紅與盜汗的症狀，進而減緩相關失眠、入睡困難及夜間早醒等症狀。

由於荷爾蒙治療有潛在風險，還有部分婦女並不適合使用荷爾蒙療法，因此可以考慮輔助療法來改善惱人的更年期症候群症狀；運動，就是備受推薦的保健方式！

更年期不適症狀評估

　　更年期是 45 歲以上女性，體內缺乏女性荷爾蒙所產生的生理不適現象。為了掌握自我健康，減低更年期帶來的困擾，建議可先做以下的自我評估來做了解。

更年期的自我評估表

	沒有 （0分）	輕微 （1分）	中等 （2分）	嚴重 （3分）
熱潮紅				
頭昏眼花				
頭痛				
暴躁				
情緒抑鬱				
失落感覺				
精神緊張				
失眠				
異常疲倦				
背痛				
關節疼痛				
肌肉痠痛				
面毛增多				
皮膚異常 乾燥				
性慾減低				
性感受度 降低				
陰道乾燥				
行房時 感到痛楚				
總分：				

　　總積分如超過 15 分，極可能表示雌激素分泌不足，如有任何疑問，請諮詢婦產科醫師。

資料來源：衛生福利部國民健康署
婦女更年期年健康手冊

規律運動能改善停經症候群

　　歐美國家的大型婦女健康調查顯示：習慣從事規律運動的婦女，像是游泳或慢跑的婦女，較少受到停經症候群的困擾。

　　義大利一項針對六萬多名更年期婦女的調查結果也顯示：出現嚴重熱潮紅、盜汗及失眠的婦女多是日常身體活動量較低的一群。另一項 13 年的長期追蹤調查也發現，規律運動的婦女日後歷經更年期的不適時間會縮短，症狀也較為輕緩。

　　由於運動便宜又較少有副作用，是令人期待的改善睡眠品質替代輔助方案，近年來有較多研究，探討運動訓練對停經期婦女的效果。研究針對過去沒有運動習慣的停經期婦女，進行為期 16 周，每周 3 次、每次一小時的快走運動訓練後，停經症候群可獲得改善，

並提升生活品質。

有氧運動可以改善睡眠品質

越來越多研究顯示，有氧運動可以改善一般民眾及停經期婦女的睡眠品質。在為期 16 周的「運動訓練改善失眠民眾的睡眠品質和總睡眠時間，並減少入睡所需時間」的研究提及，包括中低強度太極拳訓練，也可改善睡眠品質和心理健康；而有氧耐力訓練，可增加失眠民眾深層睡眠時間，並減少夜間醒來次數，以及生活品質。

適度中等運動強度，有類似荷爾蒙的功效

運動訓練改善更年期不適症候的機轉目前並不清楚，有學者提出假設，當女性荷爾蒙下降時，會導致下視丘的腦內啡濃度降低，增加正腎上腺素和血清素，造成血管動力學改變，導致熱潮紅與盜汗。適度的中等運動強度，有類似荷爾蒙的功效，可以增加人體腦內啡產量，降低血管變化帶來的潮紅現象，並可帶給身體一種自然的暢快和愉悅感，能幫助肌肉放鬆。

運動後讓中心體溫下降，啟動夜間睡眠，並可以加長、加深熟睡期，減少睡眠干擾而能達到充分休息的效果。更年期婦女常合併其他生理及心理不適症狀，以及骨質疏鬆症、心血管和代謝疾病風險的增加，規律的運動，增加活動消耗能量，促進與改善了體適能，可以達到全面健康促進的額外效果。

停經症候群
的運動

規律性的有氧運動

有氧運動，是指大肌肉群參與的連續規律運動，只要是下肢參與的活動，連續超過 20 分鐘，多可歸為有氧運動。

一般規律性的耐力運動，像走路、游泳，有氧舞蹈或騎腳踏車等，都是適合且常見的運動。實證文獻上建議，一般規律性的有氧運動，是適合停經症候群婦女的活動項目。

睡前若從事激烈運動會刺激腎上腺素的分泌，增加亢奮，反而無法入睡。此外，接近入睡時身體大量活動會使體溫上升並且流汗，身體和大腦不能達到睡前身體所需的較低溫度，睡眠品質將受到干擾。因此，合併失眠的婦女朋友，理想的運動時間為午後約 3 點至傍晚 6 點左右。

有氧運動最大特色，是運動強度可依據個人體能狀態自我調整，因此不必擔心自己的體能或運動技巧不佳；但運動強度最好仍達到挑戰個人體能的程度，否則效果較差。規律的有氧運動可以有效促進心肺耐力，因此建議每周 3-5 次，每次 30- 60 分鐘。

　　至於較為人熟悉的伸展運動，也是有助於身心放鬆的柔軟運動，有失眠症的患者，通常會處在全身肌肉緊繃的狀態，適度的伸展運動將有助於提升睡眠品質。

運動原則

採用「低衝擊性」有氧運動

就是運動時，避免雙腳同時離地再觸地的跳躍動作，以減少對關節的衝擊力。

關節疼痛的更年期婦女，建議「游泳」

水中浮力可減少過重的體重對下肢關節的壓力，而且在相同的運動時間，游泳可消耗較多熱量，並達到放鬆的效果。

體能較差、有心血管疾病患者，採用「快走運動」

運動強度先採用心跳儲備量的 40% 開始，待體能進步後再逐漸增加。若無法負荷較高運動強度，也可

以延長每次運動時間，例如每次有氧運動階段從 20 分鐘起，逐漸延長至 30- 50 分鐘，也可以達到同樣的效果。

每次運動效果無法累積超過 48 小時
所以至少每兩天得運動一次

一般體能者運動強度可採用心跳儲備量的 60% 開始，之後視體能進步程度再逐漸增加至 85%。當運動強度已經很高時，同樣可以延長每次運動時間。為了健康，每周要進行 3-5 次以上的運動，由於運動最大缺點就是每次運動的效果無法累積超過 48 小時，所以至少每兩天得運動一次。

每次活動之後的緩和運動，可促進有氧運動時聚集在下肢的血流回流至心臟重新分佈，減少頭暈或腳痠現象。每次的緩和運動也要做 5 分鐘，可以採用慢走或緩和體操。

項目選擇

快走、慢跑、游泳、騎腳踏車、跑步機、太極拳、外丹功或有氧舞蹈等。

運動強度

體能較差者：運動強度為心跳儲備量的 40%-60%。

一般體能者：運動強度為心跳儲備量的 60%-85%。

運動時間

每次 30- 60 分鐘，包含：暖身運動 5 分鐘、有氧運動 20-50 分鐘、緩和運動 5 分鐘。

若有服用影響心跳藥物者，不能採用心跳作為運動強度，建議採用主觀感覺訂定運動強度。

更年期是每位女性無法避免的階段，這長達 2-5 年的生理不適階段，需要勇敢面對。研究已顯示運動有助於改善減緩更年期的不適症狀，大家可依據自己的情況，用漸進、較溫和的方式著手，讓運動成為一種遊戲、休閒或生活中愉快的經驗。

第二章

for

尿失禁的朋友

文／黃敏瑄

難以啟齒而被惡化的尿失禁

　　常有產後婦女或是婆婆媽媽們，發現自己咳嗽咳大力了點、打噴嚏、大笑、走路走快一點，或是坐著要站起來時，發生了漏尿，褲底會有點濕濕的。常常參加旅行團，導遊或領隊不時提醒大家去上廁所，為的是以防有人尿急時不好找廁所。殊不知養成三不五時上洗手間的習慣，只會加重頻尿，以後就更常常需要上洗手間了。而這些令人尷尬的狀況，卻有許多人不好意思去看醫生，問題也就越拖越嚴重。

　　尿失禁是指一個人無法控制排尿，尿液不由自主漏出的現象，可能源自某種內在疾病而顯現的症狀；除了常造成個人的衛生問題，進而影響到社交、工作及運動等等，大大降低生活品質。在臺灣民風比較保守，許多人有尿失禁的問題卻不敢到醫院求診，往往

使得問題越來越麻煩，造成心理負擔、失去自信，影響與親朋好友的社交生活。

尿失禁常見分類

應力性尿失禁

腹部壓力增加時，骨盆底肌不能有效支撐膀胱頸，而使得尿液滲出的情況，例如：咳嗽、打噴嚏、大笑、拿重物，或起身、跑跳。

應力性尿失禁主要發生在女性，尤其是生產過後，因為懷孕本身及懷孕期間荷爾蒙的改變，會使骨盆底肌鬆弛無力；若曾經接受骨盆部位的手術也可能會影響這些肌肉的張力，例如男性的前列腺手術之後。老化、持續用力排便、慢性咳嗽、體重過重、長期提舉重物，都會導致骨盆底肌肉變弱、無力。

急迫性尿失禁

想要排尿時憋不住而失禁，常發生在聽到水聲、來不及找到廁所，或脫褲子就憋不住而漏尿。停經後

婦女或骨盆底肌失能的人容易發生此種情形。

混合性尿失禁

是指「急迫性尿失禁」及「應力性尿失禁」兩種問題同時發生，像是急尿時產生不自主之尿液漏出，且在用力過程中或打噴嚏、咳嗽時，會出現不自主的尿液漏出。

婦女常見的問題如頻尿，指的是一天小便超過八次，或是半夜起床小便兩次以上。原因可能為泌尿道感染、陰道炎、子宮肌瘤或是子宮脫垂等等，都有可能造成頻尿情形發生。

尿失禁的危險因子

包含老化、糖尿病、高血壓、婦科手術、抽菸、泌尿道疾病、肥胖等。隨著年齡增長，神經肌肉退化，骨盆底肌鬆弛，產生尿失禁的機率就越大，養成良好的運動習慣及做骨盆底肌運動，能有效防止尿失禁的問題產生。糖尿病及高血壓患者也要注意按時服藥、做好飲食控制、定時追蹤血糖與血壓變化、規律運動。

泌尿道構造與功能

泌尿道分為上泌尿道和下泌尿道，上泌尿道包括腎臟和輸尿管；下泌尿道包含膀胱和尿道。膀胱主要的功能是儲藏和排泄尿液，是一個由肌肉包圍的中空囊狀器官，富有彈性可伸縮，位在骨盆腔中，其前側是恥骨聯合，在女性，膀胱之後是子宮、子宮頸和陰部；在男性，膀胱之後則是直腸。

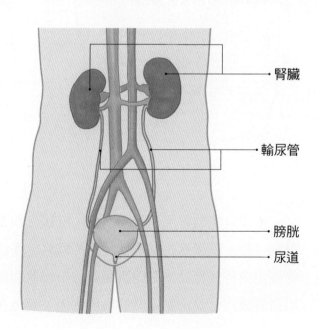

腎臟

輸尿管

膀胱
尿道

　　女性的骨盆腔裡有三個主要的器官，最前面是膀胱，主要功能為儲存尿液，中間是子宮，孕育胚胎的地方；後面是直腸，是糞便儲存、排出的位置。

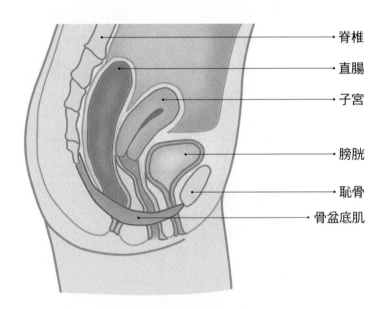

脊椎

直腸

子宮

膀胱

恥骨

骨盆底肌

　　在骨盆腔的底部有許多肌肉、筋膜、韌帶，像是吊床一般，負責承托住骨盆腔內的器官，提供骨盆腔的穩定支持。骨盆底肌的肌纖維分為慢肌與快肌，慢肌負責維持骨盆底肌平時的肌肉張力，避免在日常生

活中尿液不自覺的滲出；快肌則負責當咳嗽、打噴嚏、抬重物等造成腹部壓力增加，並往下傳遞到骨盆腔時收縮，以提供相對應的支撐力；外尿道括約肌關閉時，膀胱內的尿液才不會漏出來。

　　一般來說，成人膀胱的容量約為 300-500 毫升尿液，但由於膀胱的伸縮性可以裝到更多尿液。膀胱肌肉層由平滑肌組成「膀胱逼尿肌」，當逼尿肌收縮，膀胱頸（接尿道處）就會張開，讓尿液排出。尿道是膀胱排放尿液的通道出口，依靠陰道壁肌肉與骨盆底組織支撐，分為黏膜層、固有層、肌肉層；其中肌肉層可再分為三層，內部兩層是平滑肌，分別為「尿道縱走平滑肌」和「尿道環狀平滑肌」，最外層是「外尿道括約肌」，是一種骨骼肌，可以用自主意識控制收縮，和尿失禁相關。

　　膀胱儲存尿液到需排空程度時，膀胱內的肌肉壁牽張受器會被活化，進一步活化副交感神經調控逼尿肌，經由神經傳導將訊息傳到大腦，有想要排尿的感覺，並且使膀胱逼尿肌收縮、內尿道括約肌放鬆。如果意識准許外尿道括約肌和骨盆底肌肌群放鬆，進而

排放尿液。膀胱在儲存尿液時膀胱逼尿肌放鬆、內尿
道括約肌收縮，外尿道括約肌和骨盆底肌肌群會維持
緊張的狀態，讓尿液不會滲出。

排尿日記

　　利用排尿日記來記錄一天小便的時間與次數，同時記錄是否有尿失禁或是急尿的情形，可以幫助了解每天排尿狀況，對自我膀胱管理、醫師診斷，及日後追蹤都有很大的幫助。

解尿

- 只要去廁所排尿，在日誌對應的時間記錄一次解尿符號「○」；解便時有排尿的情形也算。
- 假使起身沒多久又回去解尿，就算只尿了一點點，也必須另外記錄一次。

漏尿

- 只要感覺漏尿不論多寡，在日誌對應的時間記錄

一次漏尿符號「✓」，並寫出什麼動作下造成的漏尿。

● 不知覺的漏尿，則在發現內褲濕的時間點記錄。

急尿

● 距離上次解尿時間不到一小時，中間沒有喝 500C.C. 以上的水，卻突然有強烈急著想解尿的感覺，則在日誌對應的時間記錄一次急尿符號「✕」。

● 若是因憋尿 4-5 小時以上，產生明顯的急尿感則不算在內。

排尿記錄

解尿符號：○　　漏尿符號：✓　　急尿符號：✕			
日期	／　／	／　／	／　／
00:00~01:00			
01:00~02:00			
02:00~03:00			
03:00~04:00			

日期	／　／	／　／	／　／
04:00~05:00			
05:00~06:00			
06:00~07:00			
08:00~09:00			
09:00~10:00			
10:00~11:00			
11:00~12:00			
12:00~13:00			
13:00~14:00			
14:00~15:00			
15:00~16:00			
16:00~17:00			
17:00~18:00			
18:00~19:00			
19:00~20:00			
20:00~21:00			
21:00~22:00			
22:00~23:00			
23:00~24:00			

日常生活中，尿失禁的自我檢視

若有以下狀況就打「✓」：

☐ 一天 24 小時排尿次數超過 8 次（包括晚上）。

☐ 半夜起床排尿 2 次以上。

☐「看到廁所，就順便去上一下吧」，習慣一看到廁所就上或是要離開家裡就先去上廁所。

☐ 咳嗽、打噴嚏、大笑、拿重物，或起身、跑跳就漏尿。

☐ 聽到水聲就漏尿。

☐ 想排尿卻來不及脫褲子就漏尿。

若是有打勾，表示可能有尿失禁或是頻尿、夜尿的問題，建議改變生活習慣，並做骨盆底肌運動，平常多做骨盆底肌運動也能保養膀胱，預防骨盆底肌鬆弛與尿失禁。若是症狀沒有得到改善，建議到醫院就診，尋求更進一步的協助。

膀胱也要保養

日常生活中就要保養好我們的膀胱，否則時間一久，壞習慣養成會讓膀胱像壞掉的機器一樣，常常出問題造成困擾。

如何保養好膀胱

攝取足夠的水分是很重要的，維持器官運作及身體代謝都需要水分：

每天的總喝水量大約在 1500-2000cc，喝水時千萬不要在一小時內灌超過 500cc 的水，最好的方式是平均分次的喝，每小時大約 100-200cc 左右。

　　一般來說，間隔 2-3 小時以上排尿一次算是正常，不要沒事看到廁所就想順便去上一下，或是擔心等下要找廁所，就想要先上乾淨一點，這樣會讓膀胱的容量越來越小，造成往後頻尿的症狀。當然過度的憋尿也不行，有些人因為工作太忙一直憋尿，使膀胱過度脹大而造成排尿困難，甚至可能造成泌尿道感染、膀胱炎。

生活行為改變與膀胱訓練

　　有些生活型態與行為會影響膀胱跟排尿的功能，剛開始可能沒有什麼徵兆，但是當時間一久，問題就慢慢浮現，甚至影響到日常生活。針對有頻尿問題的人，可以利用膀胱訓練，重新建立正確的膀胱與大腦間的連結迴路，將排尿時間逐漸拉長來恢復正常的膀胱功能，減少跑廁所的次數。這幾個平常生活中要注意的事項，從現在做起就能減緩膀胱症狀：

● 正常人一天的排尿次數不超過 8 次，包括晚上的 1 次，不良的膀胱習慣或生活習性，會導致膀胱控制不良，甚至引發漏尿問題。

- 延長排尿時間，距離上次排尿時間間隔不到兩個小時，而且中間沒有喝超過 500cc 的水，建議當想上廁所時，先憋個 3-5 分鐘，憋尿時間盡量轉移注意力，不要一直想排尿相關的事。3-5 分鐘過去了，若是還想排尿，就慢慢走去上廁所；若是沒有想排尿的感覺就算了，等到下次有想排尿的念頭再去。利用這種方式，慢慢將上廁所的時間間隔拉長。不要有「既然看到廁所，就順便去上一下吧」的觀念，因為那將會使膀胱容量漸漸變小，應該等有尿意時才去。
- 如廁時要放輕鬆、不要急著離開，讓膀胱有足夠時間把尿液排淨。
- 平常要攝取足夠的水分，每天 1500-2000 毫升。
- 少喝會刺激膀胱，含酒精或咖啡因的飲料，如茶、咖啡、可樂等。
- 有抽菸的人應該要戒菸。
- 養成規律的排便習慣以避免便秘，因為長期的用力解便會拉扯骨盆底肌肉，使肌力變弱。
- 藉著規律的骨盆底肌肉運動，來維持骨盆底肌肉

應有的張力。

- 減重可以減輕對骨盆腔的負擔，應該保持適當的身體質量。

- 保持心情愉快，不要過度焦慮，放慢生活步調，適當的放鬆能減緩症狀。有頻尿或急尿困擾的婦女，平常可以多多練習深呼吸來達到放鬆，將注意力轉移到其他的事情上，並且告訴自己：「我可以做到。」來自我激勵。

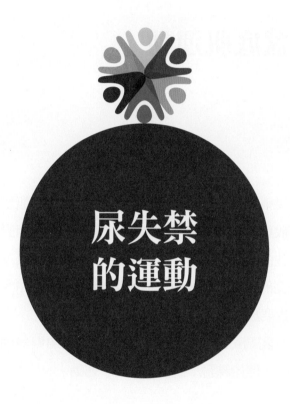

尿失禁
的運動

骨盆底肌運動

　　又稱為「凱格爾運動」，主要訓練骨盆底肌肌肉力量與收縮時機，在腹壓增加時，能提供一個相對應向上托住的力。當骨盆底肌收縮時，會有肛門口及陰道口提高的感覺，但是肚子不應該用力，屁股和大腿的肌肉也要放輕鬆，不要憋氣。

　　一開始可以在平躺、曲膝、兩腳打開與肩同寬的姿勢下，開始練習「凱格爾運動」運動。

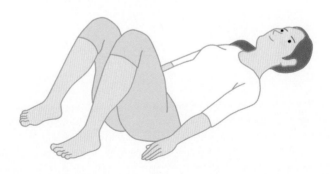

等熟悉動作之後，在坐著、站著、行走中，甚至做任何事情的時候，都可以練習此運動。一般來說，躺姿下做最簡單，再進階到趴著、坐著、站著、行走，難度越來越高。

建議漸漸的增加每次收縮的秒數，以達到連續收縮 6-8 秒的目標，放鬆的時間必須和收縮時間一樣長或更長，一回 8-12 次，每天 3-5 回。

1：躺

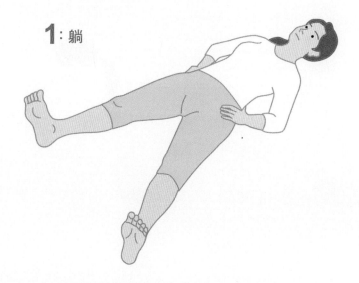

2：趴

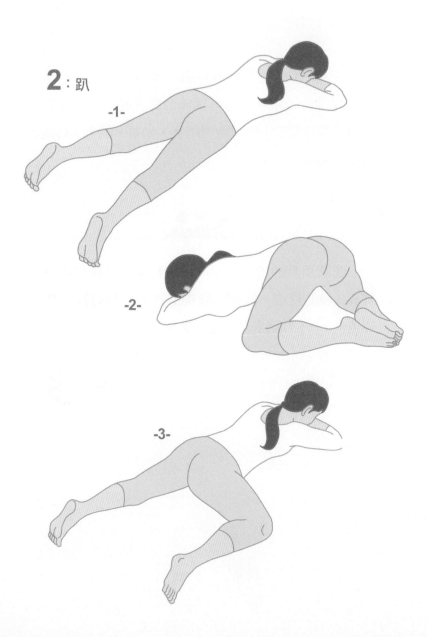

3：坐

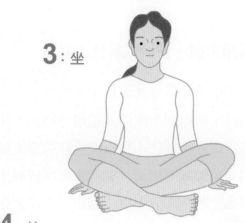

4：站

-1-

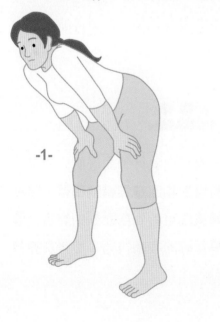

-2-

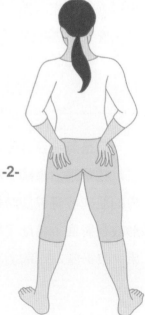

腹部用力前，骨盆底肌自主收縮

　　學會正確使用骨盆底肌自主收縮後，可以嘗試在腹壓增加前，例如要咳嗽前或是搬重物前，先將骨盆底肌主動收縮並維持住，利用骨盆底肌自主收縮來穩定膀胱頸並協助關閉尿道，進而避免尿液漏出，這樣能夠減少或是防止尿液不自主漏出。不建議在還沒學會骨盆底肌自主收縮方式，就嘗試這個技巧，以免使用錯誤的肌肉收縮，不僅沒有效果，甚至可能使應力性尿失禁症狀更加惡化。

　　若是無法自我正確學習或執行骨盆底肌肉收縮，可以找物理治療師，利用生物回饋儀輔助學習，將抽象的肌肉收縮感即時轉換成可看到或聽到的聲音、圖形或是影像，協助了解正確的收縮技巧，加強訓練效果，改善惱人的漏尿症狀。

　　物理治療師也可以利用多重功能的儀器，針對各種不同的泌尿症狀及需要，給予不同的治療參數，加強訓練效果。對於不容易正確執行骨盆底肌收縮或肌力不足的人，可利用電刺激增加自主收縮的能力；對於頻尿、急迫性漏尿困擾的患者，電刺激可降低膀胱的過動，逐漸讓膀胱的排尿機制正常化，是藥物治療外的另一項選擇。

核心肌群的協調性訓練

核心肌群包括多裂肌、橫膈膜、腹橫肌與骨盆底肌，功能是維持脊椎及骨盆腔穩定，讓身體能好好執行動作。

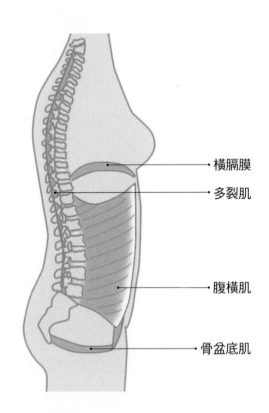

橫膈膜

多裂肌

腹橫肌

骨盆底肌

核心肌群協調性訓練，可以不經由內診就達到訓練骨盆底肌的目的，減少訓練時的尷尬。有五個循序漸進的步驟，依序為：

- 腹式呼吸。
- 腹橫肌收縮，誘發骨盆底肌。
- 腹橫肌與骨盆底肌同時收縮。
- 功能性吐氣訓練模式練習。
- 衝擊性活動練習。

腹橫肌是腹肌群最深層的一個部分，就像束腹一樣包圍著我們的腹部，腹橫肌用力時，會將我們的小腹往身體背部拉，所以肚臍眼會向身體背部移動、腹橫肌會和骨盆底肌一起收縮，來支持我們的膀胱。

訓練運動計畫

第1周：腹式呼吸，練腹橫肌收縮

腹式呼吸，慢慢吸慢慢吐；每次收縮 30-40 秒，收縮 5 次，一天 5 回合。

平躺在床上，將膝蓋彎曲起來與肩同寬。將手放在上腹部，也就是肋骨下方。專心感覺你的呼吸，輕輕吸氣，感覺腹部會微微凸出，慢慢吐氣，感覺腹部凹下去，而胸部的動作應該很小、很小。

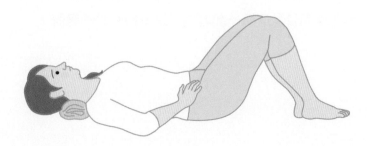

第 2 周：腹橫肌收縮，誘發骨盆底肌

　　手摸到骨盆最突出的部分，指尖放在下腹部兩側，感覺將肚臍往身體背部、往頭的方向收縮，其他部位都不應該有動作出現。此時可以感覺指尖摸到有肌肉張力出現，像是將下腹部繃緊一樣。

　　一天 3 回合，收縮 6-8 次。維持肌肉收縮，同時維持腹式呼吸；試試看能夠維持肌肉收縮多久，同時注意當收縮腹橫肌時，尿道附近和陰道附近是否有被往上托住、關起來的感覺。可以將運動改成在站姿下做，甚至在日常生活中做，增加運動難度。

第 3 周：腹橫肌與骨盆底肌同時收縮，訓練肌力

　　目標加強腹橫肌與骨盆底肌收縮度，同時做腹橫肌與骨盆底肌的收縮。骨盆底肌肉位於身體深層，無法做出正確的收縮運動圖示，最好尋求物理治療的協助；每次維持 5 秒，收縮 5 次，一天 3 回合。

4-6 周：功能性吐氣訓練

　　功能性吐氣訓練模式，是指腹部要用力時，配合腹式呼吸，譬如當要擤鼻涕時，坐在椅子上面對鏡子，讓身體離開椅背坐直，雙腳平放在地面上。先做幾次腹式呼吸，慢慢吸氣時腹部會凸出，吐氣時腹部會往內凹。當開始擤鼻涕時，一樣在吸氣時腹部往外凸出，用力擤鼻涕時，肚子會內凹進去。

　　可以嘗試用意識去控制，讓用力擤鼻涕時肚子向內凹進去。同時注意當用這種方式擤鼻涕時，尿道、陰道、肛門附近，有沒有往上托住及關緊的感覺？如果越來越熟悉用這種擤鼻涕方式，可以進展到站著練習，接下來可以用同樣方式來練習咳嗽、大笑及打噴嚏。當建立起這模式後，在擤鼻涕、咳嗽、大笑或打噴嚏時，腹橫肌會下意識收縮而不再需要用自主意識去控制。這訓練每次 5-6 下，一天 1- 2 回合。

6-8 周：擤鼻涕 / 咳嗽

每次 5-6 下，一天 1- 2 回合。

8-10 周：咳嗽 / 打噴嚏 / 大笑

每次5-6下，一天1-2回合。

10-13周：衝擊性活動-跑或跳

運動計畫隨著每個人狀況不同，訓練進度可能有所調整，剛開始學時，可由物理治療師幫忙，利用生物回饋儀輔助學習，將抽象的肌肉收縮感覺，即時轉換成可看到或聽到的聲音、圖形或是影像，協助需要的朋友了解正確的收縮技巧，加強訓練效果，改善漏尿的症狀。

將腹橫肌運動訓練融入跑步、跳躍等活動中，希望在活動強度高情況下，腹橫肌與骨盆底肌可以同時收縮，提供整個骨盆腔的穩定，減少漏尿的情形發生。

有尿失禁問題的朋友，改變生活作息，調整喝水上廁所習慣，補強體適能，加上本章所提的骨盆底肌與核心肌群腹橫肌訓練，認真做，絕大部分尿失禁問題，都可迎刃而解！

第三章

for
肥胖症的朋友

文／簡盟月、謝秉倫

40歲後
會逆勢上揚的就是體重

　　很多人到中年後會有力不從心的感慨，開始體認到身體逐漸「老化」的現象。的確，人的生理功能大約在 20-30 歲達到巔峰，年過 40 後，各器官、系統的功能就以不同速率衰退；只有一項會逆勢上揚的，就是體重。

　　許多調查顯示，成人體重過重和肥胖的比例隨年齡增加而增加，在 50-60 歲達到巔峰。根據我國衛生福利部國民健康署 2014 年「健康危害行為監測調查」顯示：在 25-44 歲的壯年人口中，約有 20.6% 的人過重，15.4% 的人肥胖；45-64 歲中年人口中，過重及肥胖的比率分別增加到 28.9% 以及 17.5%；65 歲以上的老年人口，更有 30.0% 的人過重及 18.2% 的人肥胖。

中年期，是最容易發福的階段

人到了 40 歲左右，基礎代謝率會顯著下降，因此中年期是最容易發福的階段。國外一項調查報告發現，女性從 32-44 歲 12 年間，平均體重增加了 12 公斤。

值得注意的是，雖然中年期有體重增加的不利因素，但體重是日常飲食攝取量及身體能量消耗的淨值，只要控制飲食攝取、增加身體活動量，中年發福並非必然的。

在過去，一般認為肥胖只是帶來外觀上的改變，也許不必為了時下流行的「高、瘦」審美觀而刻意減肥。不過越來越多統計資料指出，過度肥胖將嚴重影響健康，因此維持適當體重是追求健康非常重要的任務。英國學者曾統整全球四大洲的的肥胖研究指出，即使是沒有慢性病且不抽菸的人，肥胖者的死亡風險

是正常體型者的 1.64 倍，而且死亡風險會隨著肥胖程度增加而上升，最多可高出 2.71 倍，研究同時指出肥胖者與冠狀動脈心臟病（冠心病）、中風、癌症和呼吸道疾病死亡率，都有相當關聯性。

回顧 2015 年的國人十大死因，其中共有七項死因與肥胖直接或間接相關，包含惡性腫瘤、心臟疾病、腦血管疾病、糖尿病、慢性下呼吸道疾病、高血壓性疾病、慢性肝病及肝硬化等。不僅顯示肥胖在現代生活的普遍性，更顯示肥胖對於國民健康的殺傷力。

肥胖者的疾病風險

危險 （危險性為1-2倍）	中度危險 （危險性為2-3倍）	非常危險 （危險性為3倍以上）
乳癌	高血壓	糖尿病
子宮內膜癌	高尿酸血症 ／痛風	代謝症候群
結腸直腸癌	骨性關節炎	膽囊疾病
女性荷爾蒙異常	冠狀動脈疾病	血脂肪異常
多囊性卵巢 症候群		呼吸困難
不孕症		睡眠呼吸中止症
下背痛		
麻醉風險		
胎兒畸形		

資料來源：衛生福利部國民健康署

當脂肪不正常
或過度累積體內

世界衛生組織（WHO）將肥胖定義為：「脂肪不正常或過度累積於人體，以致健康遭受威脅。」簡單來說，肥胖就是身體攝取過多熱量卻沒有消耗，導致體內的脂肪組織慢慢累積，最後會影響身體健康。

如何知道自己是否到達肥胖的標準

有許多方式可以評估肥胖，簡單可自行檢測的方式包括腰圍、臀圍、皮褶厚度、體脂肪率等，也有科技儀器可以協助，例如生物電阻分析儀、雙光子能量射線儀、紅外光儀、超音波，甚至核磁共振等。

身體質量指數（BMI）

計算公式：體重（公斤）÷ 身高（公尺）的平方。

舉例來說：

身高 185 公分（1.85 公尺），體重 80 公斤，則身
體質量數的計算方式為：

80（公斤）÷1.85（公尺）÷1.85（公尺）

= 23.4（公斤 / 公尺^2）

測量腰圍

是方便的檢測方式，腰圍過大，代表腹部脂肪堆
積過多。腰圍測量的位置會影響肥胖判定的準確性，
自我檢測腰圍時，每次應選擇同一種測量方式，以利
掌握自己腰圍之變化；測量時應穿著輕便服裝，採站
姿、兩手自然下垂，以自然呼吸方式在吐完氣末測量，
衛生福利部國民健康署建議的量測位置為：

肋骨下緣與腸骨嵴中點

找到腹部上方左右兩側最下方肋骨連線，再找腰
部兩側位在人魚線上端的突出骨頭（腸骨嵴）連線，將
皮尺擺在這兩條左右連線的中點且水平於地面，皮尺
須緊貼皮膚但不可壓迫皮膚。

　　身體質量指數和腰圍測量，都無法提供體脂肪比例。市面上常見的生物電阻分析儀，是另一項便利的肥胖評估工具，利用測量身體阻抗的方式，輸入基本資料之後，可換算出身體脂肪的比例。

　　為了提高測量的準確性，每次使用生物電阻分析儀時應注意體內水份的穩定性，測量前喝太多水或嚴重流汗，都會影響測量的準確度。

自我檢測肥胖標準

肥胖指標	身體質量指數（BMI）	腰圍（公分）	體脂肪率（百分比）
過重	≧24.0以上 但未滿27.0		
肥胖	≧27.0以上 輕度：27-30 中度：30-35 重度：≧35	成年女性≧80 成年男性≧90	30歲以上女性 ≧30% 30歲以上男性 ≧25%

肥胖需從「生活型態」著手

　　長期肥胖會影響身體健康，當肥胖指標超過建議值，就應該啟動減肥計畫。依據世界減重及代謝手術協會亞太分會對亞洲人的建議，不同肥胖者採用的減肥策略不同：

- 身體質量指數 30 以內的過重或輕度肥胖民眾，可採取飲食控制與規律運動的生活型態調整策略，來控制體重。

- 輕度肥胖但已經合併有心血管疾病，或是身體質量指數在 30-35 之間的中度肥胖者，建議前往內分泌科或家醫科尋求肥胖專科醫師協助，加入藥物治療。

- 如果是身體質量指數已經到達或超過 35 的重度肥胖者或是中度肥胖但已經合併有心血管疾病

者，一般生活型態調整及藥物治療成效並不好，這時建議尋求外科醫師評估，看看是否適合採用手術治療。

減重與減肥不一樣

減重可能減的是肌肉量，但過重或肥胖者需減掉的是脂肪，因此，肥胖者需要的是「減肥計畫」。

生活型態介入

改變生活型態通常是減肥計畫的第一哩路，看起來不起眼，卻是最關鍵的一步。生活型態調整包括飲食控制及規律運動。減重最主要的原理就是──創造身體熱量的負平衡，一方面增加熱量消耗（運動），另一方面要減少熱量攝取（飲食控制），因此，運動與飲食控制兩者同等重要。

飲食控制

建議每天減少 500-750 大卡的熱量攝取，並補充足夠的維他命及礦物質，但應避免整日熱量攝取總量小

於 800 大卡。

　　減肥期間的飲食，不可採取過度激烈的禁食、斷食，或極端的偏食攝取方式（僅攝取特定種類食物，像是長期只吃豆腐、瘦肉或蛋），這樣容易導致營養失調，反而傷害健康。

　　停經期婦女和老年人則更要注意鈣質攝取，可多食用深色蔬菜、小魚乾、低脂牛奶等含鈣食物，使用鈣劑補充品時注意標示，鈣建議攝取量為每天 1000-1500 毫克。想要吃得聰明又健康，可向營養師諮詢詳細飲食及營養攝取資訊。

　　科學文獻曾指出，若每日減少 500-1000 大卡的熱量攝取可讓每星期體重減少 0.4-0.9 公斤，如此維持 6 個月後便可減少原本體重的 8%-10%，雖然這些減重數字看起來不太誘人，但為了讓肥胖者可以瘦得健康且持久，這些是在減重過程中需要格外留意的致勝關鍵。

運動介入

規律運動也是減肥計畫的核心，除了運動本身消耗的熱量之外，運動後 6-8 小時的代謝率可持續提升 10%。規律運動可抑制食慾，增加脂肪消耗比例的優點。對於中老年人來說，規律運動可以增進心理健康及認知狀態，並改善肥胖長者的身體功能以及維持肌肉質量與骨密度。

藥物治療

目前我國核准的減肥藥物不多，許多坊間診所提供的自費藥物並非針對減肥，而是利用藥物的相關作用達到體重下降的現象，例如採用降血壓的利尿劑脫水等，可能影響健康。因此大家想要減肥胖應尋求專科醫師，提供藥物治療的評估與諮詢，切不可自行服用來路不明的藥物。特別是中老年人或是已長期服用慢性病藥物的民眾，一定要諮詢肥胖專科醫師的意見，避免藥物交互作用帶來傷害。

減肥手術

　　減肥手術雖可在短時間內大量減少肥胖者的體重，但我國目前對於可接受減肥外科手術者仍有限制條件，例如身體質量指數至少要達 40，或是身體質量指數在 35 以上且合併患有肥胖相關併發症，譬如心臟衰竭或第 2 型糖尿病等；考慮做手術減肥時，一定要先請外科醫師審慎評估。

不同肥胖程度的減肥策略

減肥策略\n肥胖程度	生活型態調整\n飲食控制+\n規律運動	藥物\n治療	手術\n治療
過重\nBMI 24-27	✓		
輕度肥胖\nBMI 27-30	✓	✓	
中度肥胖\nBMI 30-35	✓	✓	✓✓
重度肥胖\nBMI ≧ 35	✓	✓	✓

備註

√：輕度肥胖合併心血管等併發症，建議採取藥
　物治療。

√√：中度肥胖合併心血管等併發症時，須尋求醫
　　師評估採取手術治療。

減肥的運動

體重減輕關鍵
每天保持「負能量平衡」

　　減肥計畫的基本原理很簡單，就是「少吃多運動」，讓每日保持「負能量平衡」。根據科學文獻證實，合理的飲食控制，配合規律運動是有效且安全的減肥策略，理想狀態每周可以減輕 0.5-1 公斤。依此維持 3-6 個月的體重管理計畫，就可以看到一定成效。

　　那為什麼坊間的減肥方式五花八門？主要是肥胖者多希望採用速成的懶人減肥法。雖然很多方式可以達到快速或大量的體重下降成果，但減肥方法首重健康、有效，持久，許多坊間宣稱的激烈方式，可能損害健康又容易復胖。基本上，肥胖是生活型態不良導致的問題，因此「持之以恆」減肥，才是健康體重管理的關鍵。

運動減肥以有氧運動為主

減肥的運動包括有氧運動、阻力運動與柔軟度運動。有氧運動為消耗能量的主力；阻力運動則可協助防止肌肉流失，並改善曲線。而柔軟度運動的用意，是讓肌肉骨骼系統做好運動的準備。

每天運動至少 30 分鐘，並逐漸增加到 60 分鐘，從中等的運動強度開始，漸漸增強到高強度運動。若無法一次從事 30 分鐘有氧運動的肥胖朋友，可將每日運動拆成好幾次，以每次至少 10 分鐘的片段運動，累積至 30 分鐘，也具有效果。

減肥有氧運動的原則

● 盡量選擇全身性的運動較有效率，例如游泳、舞蹈或跑步等運動，就比騎固定式腳踏車能消耗

更多熱量。

● 選擇可以自我調整運動強度和持續時間的運動，減肥成功的關鍵貴在持之以恆，因此一定要依自己的日常作息表安排可行的運動時間，並漸近式增加運動強度，不要勉強。

● 不要憑感覺推論運動消耗的能量多寡，有些運動很費力，但單位時間內消耗的熱量並未較高。例如游泳半小時消耗的熱量比吊單槓一小時高，因此建議採用感覺輕鬆又有效率的運動。

● 有氧運動的效果可以累積，因此若無法一次從事30分鐘有氧運動，切勿因此放棄。可將每日運動時間分成數個10分鐘的運動片段，每日累積30分鐘以上，同樣具有減重的效果。

搭配阻力運動效果更佳

傳統的減肥計畫僅強調有氧運動，然而實證文獻顯示減肥計畫中搭配阻力運動，效果更佳。阻力運動可鍛鍊肌肉力量與肌耐力，增加肌肉量，並改善曲線。雖然肌肉量增加可能讓體重看起來似乎減得較少，

但足夠的肌肉量可提高基礎代謝率，反而有控制體重的效果。中老年人從事肌力運動可減少肌肉流失、增加骨密度、減少下背痛，對日常生活功能也有助益。

　　阻力運動內容同樣應循序漸增，每次選擇 8-10 組肌肉訓練，每周 2-3 天。每項運動先從可連續 10-15 下的重量開始，逐步增加重量。但記得要量力而為，不要才做了一次運動就把當天做其他事情的力氣都耗盡，這可就得不償失了。以下幾項活動可在日常生活中進行，促進並維持肌肉力量及耐力。

斜向舉手運動

在坐姿或站姿下，兩手抓水瓶，輪流向對側肩膀上方推出去，手肘伸直高舉過頭。

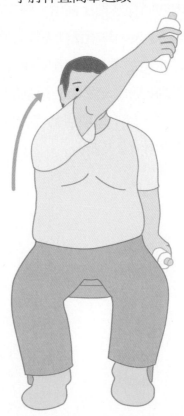

　　◎若因肩關節角度受限或疼痛，無法將手舉高，可考慮兩手輪流水平向對側身體前方伸直。

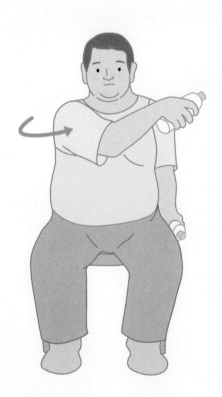

坐姿腿伸直運動

　　坐在椅子上、雙腳平放於地面，輪流將其中一腳向前伸直並維持 5-10 秒後慢慢放下，再換另一腳進行相同的運動，感覺輕鬆時可加沙包在小腿上；這項運動主要訓練的是大腿前側肌肉（膝伸肌）。

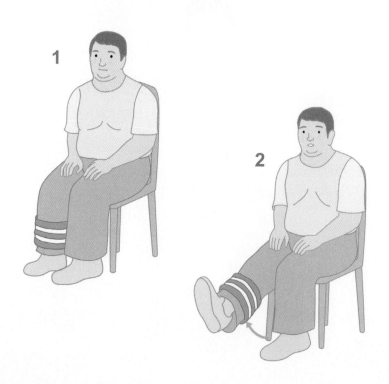

站姿扶物抬腿運動

　　這項運動動需要較多的平衡能力，建議扶著牢固不易移動的傢俱幫忙穩定平衡。單手或雙手輕扶傢俱穩定保持平衡，一腳膝蓋向前抬高，使大腿幾乎平行於地面、小腿輕鬆垂下，維持像金雞獨立的姿勢 5-10 秒後，換腳再做一次。

　　兩腳輪流抬高時身體以及背部應保持直立姿勢，注意不要駝背或向左、向右歪。

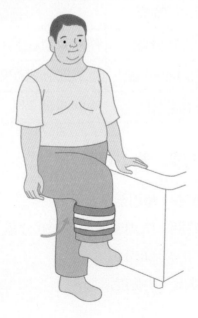

運動，是減肥計畫的核心

　　每次運動時，切記應包含適當的暖身期、充足的運動期，及運動後的緩和期。

	時間	種類
暖身期	5-10分鐘	輕度有氧運動+伸展運動
運動期	30-60分鐘	有氧運動搭配阻力運動
緩和期	10分鐘	伸展運動

減重初期，約 2-4 周

運動頻率：每周至少 5 天。

運動時間：每周至少超過 150 分鐘，或每天至少
　　　　　30 分鐘以上。

運動強度：中強度運動。

運動類型：非承重有氧運動如游泳、腳踏車、直
　　　　　排輪等。承重有氧運動如球類運動、
　　　　　跑步、快走等，要交替進行，減輕關
　　　　　節負擔。需搭配 8-10 組的肌肉阻力運
　　　　　動。

下面所談的注意事項，只要是在減重期間做運動
的朋友，都須遵守：

關節不適者，先採用非承重運動，並避免跳躍式
等高衝擊運動，減少關節負擔。

體能不足者，先以延長運動時間到 30 分鐘以上，
再逐漸增加運動強度。

運動中應配合呼吸調節，不可憋氣；運動時若感
到身體不適，如胸悶、胸痛、頭暈、喘不過氣、肌肉
關節不適等，應立即停止運動，並尋求醫療指導後再
開始運動。

減重期，約 3-6 個月

運動頻率：每周至少 5 天。

運動時間：每周至少要超過 300 分鐘或每天 60 分
　　　　　鐘。

運動強度：中強度至高強度運動。

運動類型：承重與非承重運動交替進行。

已達適當體重後的體重維持期

運動頻率：每周至少 5 天。

運動時間：每周 150-250 分鐘，若減少運動量後體
　　　　　重逐漸上升，建議每周需運動超過 250
　　　　　分鐘。

運動強度：中強度至高強度運動。

運動類型：承重與非承重運動交替進行。

　　雖然運動是減肥計畫的核心內容，簡單易行；但
需要減肥的人，先前可能並沒有運動習慣，而可能已
經合併心血管等慢性疾病，因此在開始運動前，應該
先排除心臟血管方面的問題或其他不適合運動的危險

因子，以避免不必要的傷害。如果已經出現心血管疾
病、服用慢性疾病藥物、有關節不適者，則應該尋求
物理治療師的專業指導，協助擬定適當的運動處方。

　　開始運動時，不必勉強自己，一定要達到目標的
運動量，應從自己可接受的強度開始，持續一段時間
後身體開始適應運動，體能狀況變好再逐步調升。

　　運動過程中若出現胸口痛（無論是休息或活動時）、
因暈眩而失去平衡、肌肉骨骼或關節因活動而疼痛加
劇、服用血壓或心臟藥物等情況，均應停止運動，尋
求物理治療師的專業協助，修正運動處方。

避免運動傷害發生

　　由於體重較重，而且先前可能沒有規律運動的習
慣，因此開始運動時必須注意避免運動傷害的發生。
下列情形發生時代表可能發生運動傷害：

● 運動後感到過度疲勞、肌肉關節疼痛、食慾不振，且經過一天的休息後仍無法緩解，可能代表訓練過度，此時應該要減少運動的次數以及強度，以獲得足夠的休息。

● 體重較重的人，對下肢關節的壓力較大，因此運動傷害發生的機率也較高，建議先採用水中運動或固定式腳踏車，減少關節負荷。

● 對於有跌倒風險之年長者，應在運動計畫中加強平衡能力、敏捷度及本體感覺相關等運動項目，例如太極拳或八段錦等運動。

● 急性運動傷害的處理原則為休息、冰敷、壓迫、抬高。

● 若發生急性挫傷、關節韌帶扭傷或肌肉肌腱拉傷，均應立即休息或停止運動，同時對受傷部位進行冰敷，之後再用彈性繃帶施以壓迫性包紮，並盡量抬高患部。

預防復胖

　　完整的減肥計畫是一項「長時間過程」，通常會先有一段密集減肥期間，當體重達到初步目標或停滯時，就會進入體重維持期，這時間仍要持續飲食控制與運動，否則容易復胖。

　　復胖是許多減肥經驗豐富人的惡夢，許多研究指出：密集的減重計畫之後，仍應持續合併運動與飲食介入的生活方式。特別是不可中斷運動，每星期身體活動總時數應大於每周 150 分鐘，甚至每星期應從事超過 250 分鐘的身體活動，以達到維持長期減重目標，每星期建議運動天數為 5-7 天。

體重維持期應增加日常運動

　　減肥計畫除了強調規律的運動外，為了增加日常

能量消耗，應把握日常生活中可消耗能量的機會。肥胖者可從避免靜態生活型態及增加每日身體活動量開始，如上下班路程中減少搭乘交通工具的時間，改採步行或騎自行車；少搭乘電梯多走樓梯；多做家事；假日多從事戶外活動等。體重維持期間應每日測量體重和腰圍，發現有增加的趨勢，就應審視飲食行為並調整運動計畫。

運動是體重控制計畫中很重要的一環，運動減肥的成效關鍵在於「持之以恆」。剛開始運動時，千萬不要給自己太大壓力。對運動也要抱有正確態度，不可期望過高。運動無法產生立竿見影的效果，只要持之以恆必能帶給身體許多好處。運動過程中要關注身體反應，若是發生運動傷害，適時休息是必要的。

設計一套適合自己的運動計畫，並能習慣均衡飲食及終身運動的生活型態，有一天您會發現體重管理就是這麼輕而易舉。

第四章

for

代謝症候群的朋友

文／陳亮伃、許應勃

你是「大腹翁」
還是「小腹婆」

　　羅馬不是一天造成的，這句話既是形容歷史上的一段故事，同時也是大家對中廣身材的評語。羅馬是壯觀的，然而在身體上慢慢所堆積出來的體重，對於未來的健康，卻不見得是件好事。現代人的坐式生活與飲食習慣，加上放任小腹無止境的日益茁壯，對於健康，可是埋下了隨時會引爆的炸彈，就像是代謝症候群，在人的身上就這樣慢慢且無聲無息的發生。

　　代謝症候群是一群包括肥胖和三高（血壓偏高、血糖代謝異常、血脂肪異常）等心血管危險因子合併出現的健康警訊；所產生的併發症如中風、心臟病等，令人聞之色變。

有關 20 歲以上成人代謝症候群的判定標準，在以下 5 項危險因子中，若包含 3 項或以上者，即可判定為代謝症候群：

- 腹部肥胖：男性腰圍≧ 90cm、
  女性腰圍≧ 80cm。
- 高血壓：收縮壓≧ 130mmHg/
  舒張壓≧ 85mmHg。
- 高血糖：空腹血糖值 (FG) ≧ 100mg/dl。
- 高密度酯蛋白膽固醇 (HDL-C)：
  男性＜ 40mg/dl、女性＜ 50mg/dl。
- 高三酸甘油酯：(TG) ≧ 150mg/dl。

　　其中血壓及空腹血糖值，如果已經依醫師處方使用降血壓或降血糖等藥品，即使血壓或血糖檢驗值正常者，也算是有此項危險因子。

　　代謝症候群是公共衛生重要的議題，因為它與罹患腦血管疾病、心臟病、糖尿病、高血壓等慢性疾病具有高度相關，而這些疾病幾乎年年位居台灣十大死

因榜中。

代謝症候群最關鍵危險因素是「腹部肥胖」

　　腹部肥胖與許多慢性疾病有著牽扯不清的緊密關係，根據許多研究顯示：腹部肥胖者的脂肪細胞和胰島素阻抗有關，也和其他細胞激素的分泌，特別是有關發炎的細胞激素，如腫瘤壞死因子 - α（TNF- α）、白細胞介素（IL-6）等有關，而這些是造成身體慢性發炎的原因之一。同時代謝症候群也與交感神經過度活化、血管內皮細胞的功能異常、頸動脈內膜中層厚度以及血管硬化、血管粥狀動脈硬化等相關，而這些都是未來產生糖尿病、高血壓或心臟病、腎衰竭等的前期症狀。

　　根據 2008 年「台灣營養健康狀況變遷調查」發現：代謝症候群的發生率由 1996 年的 13.6%，上升至 2008 年的 25.5%，而且隨著年齡的上升，45-64 歲族群的發生率更可高達至 40.9%，代謝症候群儼然已成為我國及世界之新興重要健康殺手。然而絕大多數的國人都輕忽它的威脅，直到對身體健康產生嚴重傷害時，才開

始後悔與覺醒，此時只能遺憾終生。因此要避免憾事發生，就要做好個人的健康自主管理。

肥胖，是最容易被觀察到的指標

要如何知道自己是否具有代謝症候群的危險因子？除了腹部肥胖的指標——腰圍、血壓，容易測量之外，血糖及血脂肪都必須抽血檢驗。因此中壯年起，朋友們應該定期健康檢查，才能知道自己是否已經屬於三高一族了。

實證資料已經顯示代謝症候群的治療，以生活型態改變為主；飲食介入配合規律運動是目前治療的主流。美國糖尿病預防計畫發現，經過積極的飲食與運動介入後，可減少58%的糖尿病發生，並顯著改善血壓、血脂肪、肥胖，以及代謝症候群發生的比例；同樣的，代謝症候群患者也可經由飲食與運動介入恢復正常。

減肥與運動，是改善代謝症候群最好的辦法，不但能改善血糖、血脂、血管硬化與血壓數值等相關危險因子，同時也能減少發展成糖尿病。運動的介入效果是全身性、多系統性的，帶來的益處有時是連藥物都不可及。除了運動，膳食管理也是減肥的重要元素。

膳食管理對減肥很重要

人會胖或許是天生的，因為古代人要將得來不易的能量儲存起來才能活得下去，因此只要吃多、少動，自然就發福。然而現在隨手一杯的飲料、讓人滿足的甜點以及處處可見的吃到飽餐廳，這些食物吃進肚子裡，超過我們一天所需要的熱量之外，可能還吃進高鹽、高糖、高膽固醇，以及一堆的人工合成物。要避免肥胖以及糖尿病、高血壓、心血管疾病等危害，就要先從飲食管理開始。

依據衛生福利部公布「國民飲食指標」及「素食飲食指標」的建議：日常飲食應依據飲食指南建議的六大類食物攝取，營養素種類才能齊全，尤其要有足夠的蔬菜、水果、全穀、豆類、堅果種子及低脂乳製品。

每人每日所需要熱量
依個人活動量及體重來調整

　　輕度工作者如家庭主婦、坐辦公桌的上班族，每日所需要的熱量以 20-25 大卡乘以體重（公斤）為標準。舉例來說，若體重 80 公斤的坐辦公桌上班族，每日所需熱量為 1600-2000 大卡；若是中度工作者如保母、護士等，每日所需要的熱量以 30 大卡乘以體重（公斤）作為計算標準；而重度工作者如運動員、搬家工人等，每日所需要的熱量則以 35 大卡乘以體重（公斤）作為計算標準。

　　若以每日需要 2000 大卡的飲食為例，則每日應攝取全穀根莖類 3 碗，其中三分之一為未精製；豆魚肉蛋類 6 份、低脂乳品類 1.5 杯、蔬菜類 4 份、水果類 3 份、油脂 5 份、堅果種子 1 份。

六大類食物每份標準及熱量

全穀根莖類 1 碗

一碗＝四份，每份熱量70大卡，碗為一般家用飯碗、重量為可食重量，如糙米飯1碗約200公克或雜糧飯1碗或白飯1碗等，熱量約280大卡。

豆、魚、肉、蛋類1份

重量為可食重量，如黃豆20公克、或毛豆50公克、或黑豆20公克，或是魚35公克，去皮雞胸肉30公克或鴨肉、豬小里肌肉、羊肉、牛腱35公克等，熱量約75大卡。

低脂乳品類1杯

1杯＝240毫升＝1份，如低脂或脫脂牛奶1杯240毫升，或低脂乳酪（起司）1又四分之三片35公克等，熱量約120大卡。

蔬菜類1碟

1碟＝1份，重量為可食重量。如生菜沙拉不含醬料100公克，或收縮率較高的蔬菜如莧菜、地瓜葉等，煮熟後約佔半碗或收縮率較低的蔬菜如芥藍菜、青花

菜等，煮熟後約佔三分之二碗等，熱量約 25 大卡。

水果類 1 份

重量為購買量，如紅西瓜 365 公克或小玉西瓜 320
公克，或柑橘、木瓜、百香果 190 公克，或聖女番茄
175 公克，或草莓、柳丁 170 公克，或土芭樂 155 公克
等，熱量約 60 大卡。

油脂與堅果種子類 1 份

重量為可食重量，如芥花油、沙拉油等各種烹調
用油 1 茶匙 5 公克，或瓜子、杏仁果、開心果、核桃
仁 7 公克，或南瓜子、葵瓜子、各式花生仁、腰果 8
公克等，熱量約 45 大卡。

資料來源：國民健康署網頁

烹調與調味，要避免「高油、高鹽、高糖」

避免油炸、減少使用黏稠度較高的醬料、避免醃
漬類食物，吃肉類食物時可先去皮去油，喝湯時可先
將湯面上浮油撈起等，自然就可避免禍從口入。做好

營養膳食管理，您就朝向健康的身體邁出一大步。

　　進食時機對減肥很重要，根據研究指出，離運動的時間越近，所吃進的熱量比較容易轉成肝醣儲存在肌肉裡，而比較不會被脂肪細胞吸收後儲存在脂肪細胞裡，堆積成肥了。

　　有關營養膳食管理，衛生福利部國民健康署的網站有非常清楚的說明，若有相關問題，也可以向營養師請教。

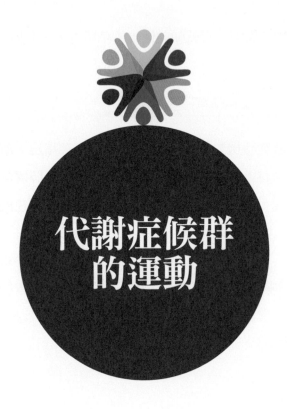

代謝症候群
的運動

全面性的「安全運動」計畫

　　在從事劇烈運動前的運動測試，對代謝症候群的病人很重要，不只是為了確保運動的安全性，更能提升整體的運動效益。

　　由於代謝症候群的朋友，至少合併三項以上的危險因子，每個人的病情及共病因素不同，唯有運動前的測試才能決定每個人運動時所需的協助程度。

　　但若只是從事一般輕量的日常活動，可由專業人員判斷是否需要進一步的做精密運動測試，以減少醫療資源的耗費。

依據代謝症候群朋友運動需求，可分為以「減肥」為目標，及以「健康體適能」為目標的運動處方；也有為了改善血壓、血糖、血脂比較有特定性的運動處方；各位朋友可以視自己的需要選擇。

以減肥為目標的運動

請見第三章「減肥的運動」。

以健康體適能為目標的運動

健康體適能包含心肺適能、肌肉適能、柔軟度及身體組成，而不同種類的運動可以促進不同的適能，若是——

- 想增進心肺適能，應從事有氧運動。
- 想增進肌肉適能，應從事阻力運動（肌力訓練）。
- 柔軟度的促進，應進行伸展運動。

因此完整的體適能運動處方，應包含有氧運動、阻力運動及柔軟度訓練。

適當的運動計畫，應該在帶來運動效益的同時，也不會造成運動傷害。每次運動都應包含暖身運動、主要運動（有氧運動及阻力運動）及緩和運動。至於柔軟度訓練，則可以視為日常活動中的一部分，不需特別當成主要訓練。

暖身運動

　　在進行中等至高強度運動前，最好先執行 5-10 分鐘的暖身運動，可以為身體帶來幾個好處：

- 增加運動部位的血流量，提高體溫及氧氣的傳送，以利身體從休息狀態進入運動狀態。
- 增加運動處的關節活動度，促進肌肉表現，減少運動傷害發生的可能。
- 減少突然發生心肌缺血、心絞痛，及其他心臟併發症的機會。

　　因此適當的暖身運動，可以增加生理功能、減少傷害的發生、增加整體運動時的安全性。

有氧運動

每周至少 3 次，因為運動為身體帶來的效益可維持 24-48 小時，因此不運動的間隔時間不宜太久。

運動強度

每周 150 分鐘以上的中等強度運動，就能有效減少死亡率。因為疾病的影響，代謝症候群的個案不宜從事高強度運動，以中強度運動為目標比較容易達成。在澳洲運動醫學會的「運動處方建議」中指出：適當的運動量，為每周 210 分鐘的中等強度運動才足夠，因此可以將每周 150 分鐘的運動時間視為基準值，並漸漸增加時間至每周 210 分鐘，享受運動帶來的好處。

運動形式

形式的選擇與個人目標、興趣、能力或是其他疾病的併發症有關。譬如：

●行走 / 慢跑：

體力不佳的朋友可以從走路開始，行走比跑步對下肢的衝擊性較小。

● 非負重性的活動：

像是騎腳踏車、水中運動課程、瑜伽、太極拳運動，都適合下肢關節有問題的朋友選擇。

阻力運動

頻率

不同於有氧運動，阻力運動每周只需要 2-3 次，且應在不連續的日子進行，因為訓練後的肌肉需要適當的休息時間來恢復，太高頻率的阻力運動反而不恰當。同時在每組動作間也要有適當的休息。若為低強度的阻力運動，其組間的休息時間約為 15 秒 -1 分鐘，若為較高強度的阻力運動則需要 2-3 分鐘的休息時間。

強度

阻力運動所使用的重量及重複次數（請翻閱運動小辭典復習一下），過去研究顯示，糖尿病患者進行高

強度阻力訓練是安全的，且能有效降低糖化血色素。

次數

理想的訓練方式為每次訓練 8-10 個肌群動作，各 3 回合，每一回合 8-12 下，每週 3 次。

緩和運動

在主運動後，應執行 5-10 分鐘低強度的主動緩和運動，避免突然停止運動可能引發低血壓或昏厥。若有服用高血壓藥物，或其他類型的血管舒張藥物，則應將緩和運動的時間拉更長。

所謂的「低強度的主動緩和運動」，是與主運動的運動形式相同，但是將強度降低，若原本的主運動為慢跑，則緩和運動可以使用慢走 5-10 分鐘，若原本的主運動為騎腳踏車，則緩和運動可以用低阻力的腳踏車慢踩 5-10 分鐘。也可以用伸展運動，當成阻力運動後的暖和運動，針對訓練肌群適當的伸展，可以避免運動後肌肉痠痛或是緊繃。

開始規律運動時如能有一名陪同者是較理想的，因為初期運動時可能對運動的反應較不清楚，為避免有突發狀況，在有人陪同下運動是相對的安全。

　　運動中請注意水分的補充，血糖控制不佳的個案，有較高的運動中脫水機率，更應隨時注意補充水分。如果在高溫度及高濕度的環境中運動，在運動前可先補充 250cc 的水分，運動中約隔 10-15 分鐘，要再補充 100-150cc 的水分。

　　初開始運動時，應注意運動時的反應，包括是否出現不舒服的症狀、運動時的血壓和心跳變化，甚至血糖值等。若近期有心血管的症狀，包含不受控制的高血壓或有心絞痛的症狀，則應先至內分泌科或家醫科尋求醫師診治，並在物理治療師指導下進行運動。

　　剛開始執行阻力運動時，應以增加動作的正確性、熟悉度、避免運動傷害為主。建議在物理治療師的指導下，使用較低阻力運動，避免血壓升高，阻力運動的進展不宜太快，先以增加重複次數及組數為目標，

接著才增加阻力的重量，在整個訓練中注意保持呼吸
平順，不可以閉氣，以免使血壓升高。

特定代謝風險的運動

　　符合代謝症候群的標準，就是提醒您已經成為慢性疾病的候選人，若再不採取積極作為，健康就會亮起紅燈。對於代謝症候群的朋友來說，首先，務必要做好的就是體重管理，因此代謝症候群的運動計畫是以減肥運動為核心（請參考肥胖專章）。不過稍微複雜的是，針對血壓高、血糖高和血脂高略有不同的運動內容調整與注意事項。

　　運動會使血壓上升，因此血壓高的人要注意運動中的血壓反應，避免超過安全值；運動需使用血糖，因此血糖高的人也要注意千萬不可運動到血糖過低；而運動時，血脂肪的作用雖然不像血壓血糖的反應直接，但使用的藥物可能會造成肌肉痠痛，影響運動執行。當合併多項危險因子時，須同時考量各注意事項。

改善血壓的運動處方

運動頻率：每周 3-5 天。

運動時間：每周至少超過 150 分鐘或每次 30-60 分
　　　　　鐘。

運動強度：中等強度

運動類型：有氧運動為主，如游泳、跑步、快走、
　　　　　腳踏車、直排輪、球類運動等。

注意事項

● 運動前先測量休息時血壓，若超過 180/110 毫米
　汞柱，當天不要運動。

● 每日按時服用藥物，不可因為運動而停止用藥。

● 運動中任何時間，都不應讓收縮壓超過 200 毫米
　汞柱或舒張壓超過 110 毫米汞柱。

● 體能不足者，先以延長運動時間到 30 分鐘以上，
　再逐漸增加運動強度。

● 運動中應配合呼吸調節，不可憋氣。

● 需注意運動後可能出現低血壓，運動後務必補充
　水分並休息。

- 運動時若感到身體不適，如胸悶、胸痛、頭暈、喘不過氣、頸部肌肉不適等，應停止運動，並尋求醫療指導後再開始運動。
- 注意運動環境，應讓空氣流通。
- 嚴重且未接受藥物控制的高血壓患者，須在醫師評估與藥物治療下方可運動。

改善血糖的運動處方

運動頻率：每周 3-7 天。

運動時間：每周至少超過 150 分鐘或每次 30-60 分鐘。

運動強度：中等強度有氧運動與肌力運動，漸進增加。

運動類型：有氧運動為主，如游泳、跑步、快走、腳踏車、飛輪、球類運動等阻力運動為輔，如徒手體操、伏地挺身、機械式重量訓練等。搭配柔軟度運動暖身：伸展操、瑜伽、太極拳等。

注意事項

- 運動前先測量血糖，空腹血糖 > 300 mg/dL，不建議自行運動，應先就醫治療高血糖；低於 70 mg/dL 者需先補充小餅乾，才能開始運動，以免血糖過低。
- 避免在降血糖藥物作用最強時及睡前進行運動。
- 每日按時服用藥物，不可因為運動而停止用藥。
- 運動過程盡量有人陪伴。
- 運動時若感到身體不適，如胸悶、胸痛、頭暈、喘不過氣、低血糖症候時，應停止運動計畫，補充糖分，並尋求醫療指導後再開始運動。
- 嚴重且未接受藥物控制的糖尿病患者，或已有其他併發症（例如視網膜病變、傷口遲遲未癒、心腎疾病等），不可自行運動，須經醫師診治，並在物理治療師指導下運動。

改善血脂異常的運動處方

運動頻率：每周 3-7 天。

運動時間：每周 150-250 分鐘或每次 40-60 分鐘，每周能量消耗 2000 大卡以上。

運動強度：中等強度。

運動類型：有氧運動為主，如游泳、跑步、快走、
　　　　　腳踏車、飛輪、球類運動等，阻力運
　　　　　動為輔，如徒手體操、伏地挺身、機
　　　　　械式重量訓練等增加日常活動量。

注意事項

● 運動前後多補充水分。

● 服用降血脂藥物者易合併肌肉損傷，若運動中肌
　肉異常痠痛，應降低運動強度。

● 肥胖者應注意採用減輕關節負擔的運動。

● 長期有氧運動訓練才可改善血脂肪參數。

運動中注意是否出現
不良症候

　　運動有助於健康，但過度負荷的運動，可能帶來反效果。代謝症候群患者雖然可能還沒有確診心血管疾病，但已屬於具風險的族群，因此要格外留意運動過程和運動結束後的反應，以評估執行的運動計畫是否恰當。當運動中或運動後出現不良症候時，都應該停止運動，觀察症狀是否緩和，必要時需到醫院檢查，並請物理治療師修訂運動處方參數。

血壓增高的症候

- 血壓驟然增加時可能引起頭痛。
- 隨時都很疲累。
- 視力模糊不清。
- 發生耳鳴。

●意識混淆（可能時好時壞）。

血壓降低的症候

●頭暈或輕微頭痛。

●視力模糊不清。

●疲累無力。

●噁心想吐。

●意識混淆。

血糖過低的症候

●顫抖無力。

●異常出汗。

●面色蒼白。

●飢餓頭痛。

●心跳加速。

●腳步不穩。

●視覺干擾。

●意識混亂。

●嚴重時會昏迷。

治療和預防代謝症候群的關鍵：生活型態

就是「持之以恆」的「均衡飲食和規律運動」，維持良好的生活型態，且必須終身奉行。

對於中老年來說，要改變生活型態並不容易，除了規律執行運動之外，應該把握日常生活中任何可以活動的機會，較能養成習慣。

避免靜態生活型態、增加每日身體活動量，可以這樣簡單容易的開始，例如上下班路程中，減少搭乘交通工具的時間，改採步行或騎自行車；少搭乘電梯，多走樓梯；多做家事；假日多從事戶外活動等。

日常活動強度分級

依據日常活動的費力程度，也可將活動分為輕度、中度和重度活動。代謝症候群的朋友可以依自己的體

能狀況，選擇適當的活動，量力而為。

活動程度	活動項目
輕度活動	散步(4公里/小時)、家庭園藝、居家打掃、打高爾夫球、乒乓球
中度活動	快走(6公里/小時)、騎腳踏車、網球、有氧舞蹈、羽毛球
重度活動	快速競走(10公里/小時)、跑步、上樓梯、爬山、游泳、籃球、足球

　　當然，日常活動時也要注意身體反應，活動中發現不舒服，應停止活動，並到醫院尋求醫師和物理治療師的指導，修正活動項目與建議。

第五章

for

骨質疏鬆症的朋友

文／陳昭瑩

65 歲以上婦女，平均每四位就有一位骨質疏鬆症患者

　　臺灣 65 歲以上長者的骨質疏鬆罹患率約九分之一，女性高於男性；婦女自停經後，骨質疏鬆罹患率節節高升，而在 65 歲以上的婦女中，平均每四位婦女就有一位骨質疏鬆症患者；可見骨質疏鬆症的防治是絕對不容忽視的問題。

　　骨質疏鬆症患者因為鈣質流失，造成骨骼礦物質密度降低，因此增加骨折的危險性；骨折若是發生在髖部，須接受手術治療，常會出現併發症，導致臥床甚至死亡。腕部骨折則常殘留局部變形，及手部活動功能障礙；骨質疏鬆性脊椎壓迫性骨折，通常會引發長期背部症狀，如脊椎變形及慢性背部疼痛、心肺功能變差等。

　　不論是哪一種骨折，影響病人與家庭的生活品質

很大；所以在骨質疏鬆症的防治中，對於骨質疏鬆性骨折的預防，是相當重要的。骨質疏鬆症病患發生骨折的原因，通常是輕微外力所造成：如浴室滑倒、從坐姿起立時，沒站穩又跌坐回椅子等等容易被輕忽的事件，都是臨床上常聽到的骨折原因。

　　骨質疏鬆症是一個沉默的疾病，因為在骨質流失的過程中，是沒有任何症狀的；往往在輕微碰撞或者是如站姿跌倒等低衝擊力之下的骨折事件之後，才知道已經罹患骨質疏鬆症！所以了解骨質疏鬆的危險因子且學習自我檢測，是骨質疏鬆預防保健的第一步。

骨質疏鬆的危險因子

骨質疏鬆症危險因子，包括：

- 年老。
- 停經女性。
- 家族史，父親或母親曾患有因骨質疏鬆症性骨折、或者有駝背狀況。
- 體重過輕（BMI ＜ 19）
- 50 歲以後曾發生過任何骨折，但不包括手指、

腳趾、臉骨、顱骨等。

- 45 歲以前停經的婦女。

- 內分泌功能障礙，譬如：女性生育年齡中，無經期累積曾達一年以上。男性因為雄激素過低而導致的陽痿或者是失去性慾等。

- 服用類固醇長達 3 個月以上。

- 甲狀腺或者是副甲狀腺機能亢進。

- 長期抽菸或喝酒者，譬如每天飲酒超過 500cc 啤酒（酒精濃度 4%），或是 160cc 紅白酒（酒精濃度 12.5%）或者是 50cc 烈酒（酒精濃度 40%）。

- 習慣靜態生活方式者，意指每天體能活動少於 30 分鐘，包括走路、做家事等。或者每天戶外活動少於 10 分鐘，並且沒有補充維生素 D。

以上的這些危險因子，可以在「中華民國骨質疏鬆症學會」的網站，填寫中文版的世界衛生組織骨折風險評估問卷，幫你了解自己的潛在風險。

風險因子越多，骨密度越差

骨質疏鬆症的風險因子越多時，骨密度越差；骨密度降低，骨強度減弱，骨折的機會就越大。若是屬於高風險，請盡早就醫，進行諮詢與骨密度檢查。

一般建議 65 歲以上的婦女，都應該就醫接受骨密度檢查，65 歲以下停經後的婦女，若有危險因子，尤其已發生脊椎骨折，或者其父母曾發生過骨折，也應該及早檢查骨密度。骨密度檢查有周邊型與中央型兩種：

周邊型骨密度檢查

屬於初步篩檢，用超音波檢查足跟骨的骨密度。因為儀器攜帶方便，通常會在健康促進的義診活動中看到。但是誤差值較大，只適用於篩檢。

中央型骨密度檢查

是一般在醫院做的雙能量 X 光吸收量測法（簡稱 DXA），檢查部位一般是脊椎與髖關節。DXA 精確度高，誤差值小，是目前檢測骨值密度的標準方法。

體態變化的警訊

骨質疏鬆症是沒有臨床症狀的，透過姿態的自我評估，可以當作篩檢與自我警覺提醒。以下的三個姿態危險指標中，只要有一個達到危險的標準，就應該及早就醫進行骨密度檢查、照脊椎 X 光片與骨質疏鬆的諮詢。

身高變化

首先要注意「身高變化」；注意是否比年輕時的身高，變矮超過 3 公分，或者是每半年量測身高時，發現有逐漸矮小的趨勢；上述的「身高變化」是骨質疏鬆症姿態評估的第一個危險指標。

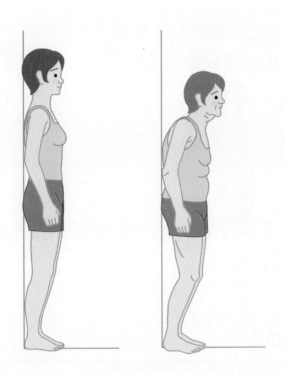

背靠牆站，與後腦枕部位有距離

　　檢測時採背靠著牆站立，兩眼平視前方，測量頭部後枕最凸點與牆壁的水平距離。一般人可以貼著牆壁或間距小於 1 公分；若距離超過 3 公分，就是危險指標，可能有骨質疏鬆性胸椎的變化。

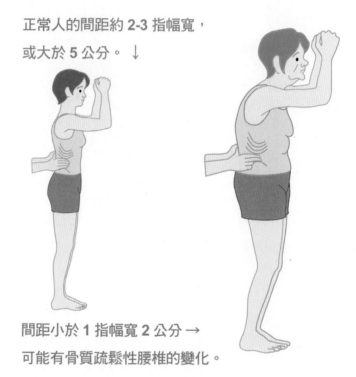

正常人的間距約 2-3 指幅寬，
或大於 5 公分。↓

間距小於 1 指幅寬 2 公分 →
可能有骨質疏鬆性腰椎的變化。

測量「肋骨下緣與骨盆間距」

檢查時請站直後將兩手平舉向前，檢查者測量身
體側面肋骨、最下緣與骨盆上緣的垂直間距。正常人
的間距約 2-3 指幅度寬，或大於 5 公分，若間距小於 1
指幅寬（2 公分）就是可能有骨質疏鬆性腰椎的變化。

造成老人骨折的主要原因之一：跌倒

骨質疏鬆症所造成的後續症狀，都來自於骨折，造成老人骨折的主要原因之一是跌倒！骨質減少或是骨質疏鬆，極有可能在低衝擊力的意外跌撞中就產生骨折，低衝擊力的意外包括僅是在站姿的高度下跌倒。

在過去一年內有過一次以上跌倒經驗的老人，建議應該接受步態與平衡篩檢；篩檢後若有異常，則需要到醫院接受進一步周全性的跌倒風險評估。

步態篩檢（計時起身行走測試）

測量老人家從坐姿到站立行走 3 公尺，繞物返回坐下所需要的時間。總共所需時間若超過 9 秒鐘，則敏捷與動態平衡能力，就被評為不佳；這項檢查被認為與老年人是否有跌倒風險，具有高度相關性。

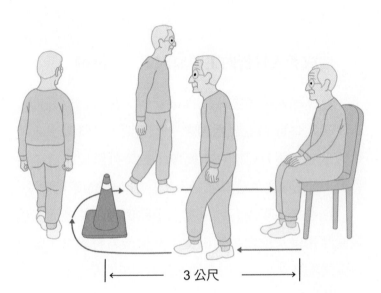

$\overset{\longleftarrow}{}$ 3 公尺 $\overset{\longrightarrow}{}$

平衡篩檢

可以利用「張眼單腳站立時間」來檢測老年人的平衡能力。

檢測方式為：雙手抱胸，一腳曲膝抬高到髖關節高度，量測以單腳支撐身體維持平衡的時間。若維持單腳站立的時間小於 10 秒，則評為平衡能力不佳。

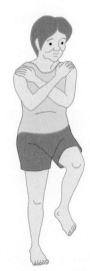

造成老人跌倒最大原因：意外與環境因素

跌倒事件約 60% 發生在家中，魔鬼真的藏在細節裡。家中容易發生跌倒意外的地點包括浴室、廚房、廁所、樓梯、客廳。而導致跌倒意外的環境因素有：

- 光面地板，難以止滑。
- 傢俱改換位置。
- 光線昏暗。
- 不平地面，如門檻。
- 地上有障礙物如電線、玩具等。
- 浴室門口鋪著吸濕、防滑小地毯。

室外的跌倒事件約 30% 發生在公共場所，如積水、天雨路滑、上下公車上，或是搭乘電扶梯時，這都是值得大家多注意，防止老人家的跌倒憾事發生的時機與地點。

保骨本可以這樣做

　　保骨本是預防重於治療的課題，減少鈣質流失保住骨本，可以透過均衡與正確的飲食；加上合適的體能活動，來達到預防與減緩骨質流失的目的。

「保骨本」飲食

　　一般熟知的鈣質與維生素 D 對骨骼很重要，所以大家都知道要吃鈣片與維生素 D；殊不知蛋白質、多元不飽和脂肪酸、複合碳水化合物 (多醣類)、維生素B 群、C 等營養素，對骨質健康同樣是不可缺少的。所以絕對不要過度減重減肥，小心不僅減到脂肪同時也減掉骨質。

蛋白質，是組成骨骼組織有機構造中最主要的成分，目前一致認為：蛋白質對骨質健康與骨質疏鬆預防的重要性與鈣質和維生素 D 一樣。除了有腎臟功能疾病的患者需要限制蛋白質攝取外，足夠的蛋白質攝取對老年人維護骨質健康，是相當重要的。

　　含動物性蛋白質的食物有牛奶、雞蛋、魚類、肉類、奶製品等；含植物性蛋白質主要是豆類，如黃豆、皇帝豆、豌豆等。我國衛福部建議，每人每日蛋白質之攝取量應佔總攝取熱量的 12% (10%-15%)。

　　多醣類的碳水化合物，對鈣質吸收的影響是正面的；而單醣(葡萄糖)與雙醣(蔗糖)則會造成鈣質流失，進一步影響骨質的強度。研究發現，多攝取水果與蔬菜中的多醣，可以加強鈣質的吸收，可以有較高的骨質量與骨質密度值。根據衛福部的建議，醣類的攝取量應佔每日攝取總熱量的 58% (50%-65%)，而且精製蔗糖的攝取量以不佔每日攝取總熱量的 10% 為原則，應多選擇多醣類的全穀根莖類為主要的多醣類食物來源；

一般來說調味奶、乳酸菌飲料、乳酪等含雙醣類的乳糖或蔗糖；所以原味不含糖的飲料是較佳的選擇。

　　因為飽和脂肪酸會與鈣質在腸道內結合成無法吸收的化合物，導致鈣質的吸收能力下降；而多元不飽和脂肪酸，如魚油與亞麻籽油，則可以抑制蝕骨作用提升造骨作用，可以對骨質有保護的效果。

　　許多精緻加工食物，都藏有看不見的脂肪、糖與鈉；攝取過多的脂肪、單一碳水化合物（葡萄糖與蔗糖）與鈉，是加速鈣從體內被代謝流失的罪魁禍首，這是現代飲食文化很重要但是會被忽視的問題，一定要小心注意。

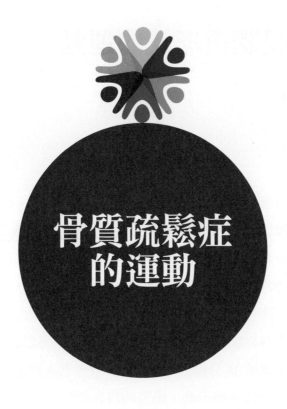

骨質疏鬆症
的運動

承受體重形式的運動

　　以承受體重形式的運動，如走路、慢跑、跑步、
爬樓梯等運動，是減少鈣質流失保骨本的運動形式。

　　要維持或增進心肺耐力需從事有氧運動，有氧運
動的特色是全身主要大肌肉群參與：譬如走路、快走、
慢跑、爬樓梯、游泳與騎腳踏車等；運動形式是大肌
肉群從事規律性的、持續性的活動達 10 分鐘以上，每
天至少累積 30 分鐘，每周進行 5 天。老人較適合中等
強度的有氧身體活動，簡易的自我評估方式為：運動
中有心跳與呼吸速率增快的現象，但運動過程中還能
說話的程度為中等強度有氧運動。

阻力及肌耐力訓練運動

　　為能順利執行功能活動與維持良好的肌肉適能，

建議老人每周至少有兩次的阻力運動，每次訓練全身 8 到 10 個主要部位的肌肉群，包括上肢、下肢、背肌與腹肌等。每次進行 10-15 回合之訓練，可同時達到強化肌力與肌耐力的目的。

　　對背部肌肉與臀部肌肉進行阻力重量訓練，可以對脊椎骨與髖部骨質密度有增強效果，對於預防骨折的效果，已有明確的科學證據，是保骨本的運動形式。

上肢與上背阻力運動

　　坐姿，雙手拉彈力帶向後，帶動上背挺直與肩胛骨內收動作。停留 5-10 秒，反覆進行 5-10 下；動作中保持身體直立不動。

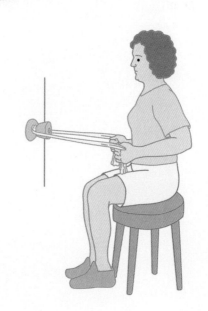

背肌阻力運動

　　趴臥姿勢，腹部下墊枕頭，頭部下巴微縮；進行動作時將頭與肩部同時抬離床面，停留 5 到 10 秒鐘；重複 5-10 次動作。

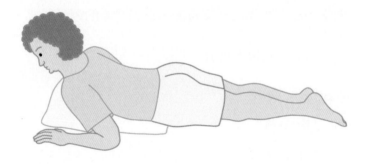

臀部阻力運動

側躺或者是趴姿，以直膝抬腿運動訓練臀部肌力。停留 5-10 秒鐘；重複 5-10 次動作。

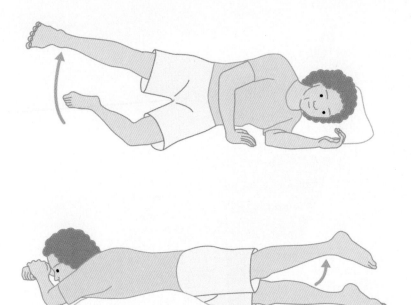

綜合性阻力運動

　　手靠在穩定的傢俱上，抬起對側手與腳，保持身
體穩定與平衡，停留 5 到 10 秒鐘；重複 5-10 次動作。
如果身體會晃動，先只單獨抬手或抬腳就好。

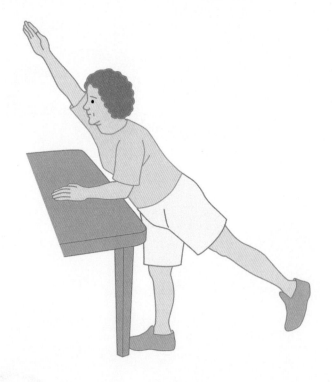

伸展運動

伸展運動可改善與維持良好柔軟度，可以幫助維持良好的姿勢，降低駝背，減少脊椎壓迫。一般老年人適合進行的伸展運動，是盡量往軀幹伸直的方向延伸，較不適合做脊椎前彎的動作，由其是坐姿體前彎動作。以下是伸展運動的示範動作：

全身延展運動

平躺將雙手向上舉至頭側床面，同時雙腳向床尾延展，全身伸展 5-10 秒鐘。

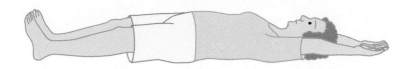

上背伸展運動

伸展胸部前側矯正上背姿勢。

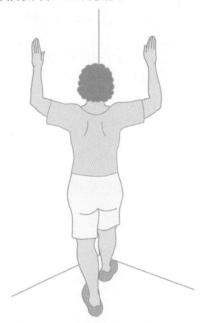

　　利用牆角將雙手與前臂平貼兩側牆壁，兩邊手肘
略高於肩膀，站弓箭步。前腳膝蓋微彎時，會將身體
向前壓向牆角，可以感受到前胸與肩膀前側的伸展。
在有輕微緊繃感時停留 10 秒，放鬆 10 秒，保持順暢
的呼吸，重複 10 次，一天 3 回。

平衡及本體感覺訓練

老年人平衡能力及本體感覺功能退化，會直接影響行走時的步態，因為步態不穩時容易跌倒，而跌倒的撞擊易使強度不足的骨骼發生骨折。藉由平衡量表評估了解平衡功能狀況，再根據平衡狀況來設計運動，對老年人是相當重要的。若平衡感不好，務必手先扶在穩定傢俱上，再做下列動作，每個動作停留一秒，重複 10 下。

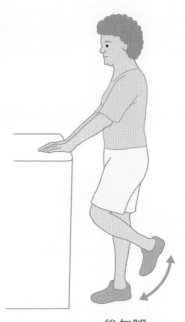

後勾腿

前抬腿

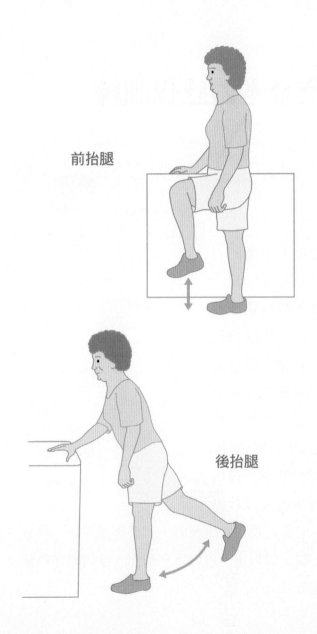

後抬腿

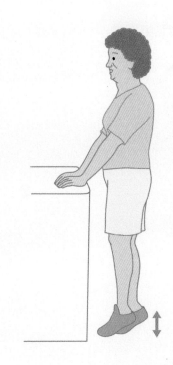

踮腳尖

高抬腿踏步運動

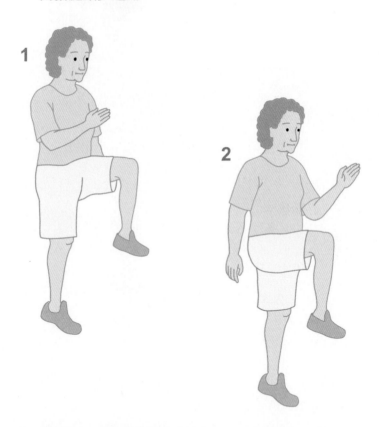

　　視個人能力將膝蓋盡量抬高，不要超過 90 度，保持順暢的踏步韻律持續 30 秒到 1 分鐘。動作中配合手臂來回擺動以協助保持平衡。

動態平衡訓練

踩直線走路

當個人感覺平衡不好時，請手扶堅固傢俱以保護安全。

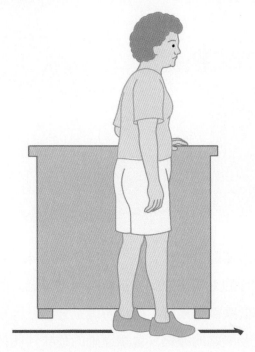

投球練習

雙人面對面，將球彈地傳給對方。

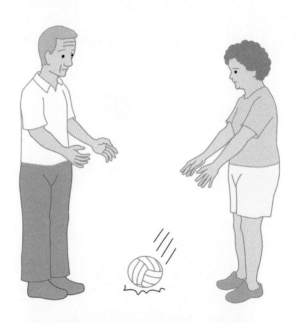

　　這類運動是相當有效的動態平衡訓練，在很多社區中推行的太極拳運動亦被認為可增進老人的平衡能力，降低跌倒的風險，而且將運動結合社區活動，有人際互動網絡的連結，會讓運動的趣味性與持久性效果更好。

了解自己的骨鬆風險，建立好的生活型態：包括正確健康的飲食、少菸酒、持續性且規律的運動習慣，不僅可以保骨本，還能有預防跌倒的效果，對長期骨骼的保健是相當重要的。

第六章

for

肌少症的朋友

文／蘇信昌

30 歲過後
肌力與握力開始下滑

　　「肌少症」，顧名思義就是肌肉減少的意思，是由古希臘文肌肉 (Sarco) 加上缺乏 (penia) 兩個字根的組合。指的是臨床檢查發現肌肉量顯著減少，而導致肌肉力量或功能下降的狀態。研究發現：

　　人類從 40 歲，每 10 年會減少 8% 的肌肉量，在超過 70 歲之後，每 10 年甚至減少 15% 左右。70 歲之後，每 10 年的肌力會減少 10%-15%。到 70 歲以後，失去肌肉的情況會更加嚴重。雖然每個人的肌肉量和功能會隨著老化變差，但不是每個老人都會發生肌少症。當一個人的肌肉量與年輕時比較，低於某個特定程度，而且已經造成肌肉力量不夠、走路速度變慢等功能減退時，才稱為肌少症。

　　根據不同的標準，肌少症的盛行率略有不同；臺

灣學者調查顯示，臺灣男性的盛行率約為 5.8-14.9%，女性約為 4.1-16.6%；大約每 6-7 位老人中，會發生一位肌少症。肌少症的肌肉除了「量」的改變之外，還有「質」的變化。下圖為大腿橫截面核磁共振評估。左圖為 25 歲男性，右圖為 65 歲男性，老人的深色肌肉組織明顯減少，而且肌肉中可能滲有脂肪組織，這會造成肌肉的功能下降。

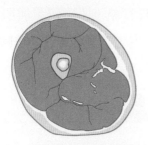 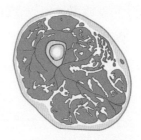

↑ 25 歲男性肌肉組織　　↑ 65 歲男性肌肉組織

　　一般來說，肌力與握力在 30 歲時達到高峰，40 歲以後加速下降，而在 80-89 歲時，平均握力會比 30 歲時少了 37%。在統計數據上，男性握力平均每年下降 3%，女性則為 4.7%。如果原本身體質量指數 (BMI) 較低，體態骨瘦如材，或是長期住在護理之家，活動量

較低的老年人，肌少症的盛行率也會較高；與社區老年人肌少症相關的危險因子，包括低體重、年齡老、吸菸、慢性阻塞性肺疾病、動脈硬化及低活動量。建議老年人如果很瘦，例如身體質量指數 (BMI) 少於18，這些人都應該加上檢查手握力或走路速度。

多數學者認為肌少症與衰弱症皆為老年症候群，兩者有顯著的關聯性，甚至有人視肌少症為引發衰弱症的主要特徵之一，都會引起骨骼、肌肉質量與肌力的下降，也會增加失能、不良生活品質與死亡的風險。

一般而言，衰弱症比較是老人整體功能表現明顯減退，原因多重且複雜；肌少症則比較單純指因為肌肉量顯著流失所帶來的肌肉相關能力減退，原因與各種造成肌肉蛋白質代謝異常的情況有關。

肌少症患者可能同時存在多重病因，包括原發性老化、內分泌失衡、不常使用肌肉活動、營養不足或

吸收不良、神經退化性疾病或癌症引起的惡質病，導致肌肉逐漸流失而引起肌少症。2010 年，歐洲肌少症工作小組針對老化造成的肌少症，提出診斷標準與定義為：肌肉量減少、肌力減弱，與肌耐力減少。

　　一般來說，男性和女性在肌肉量、肌力、肌耐力都有明顯不同，因此有研究會將男女性的標準分開。標準肌肉量可用雙能量 X 光掃描（DXA），或者是核磁共振（MRI）檢查，用來評估在身體組成的肌肉含量。也有學者使用較為便宜的生物電阻抗分析（BIA）作為身體組成評估。

　　標準手握力，可用手握力計檢查，男性切點在 26 公斤，女性切點在 18 公斤；走路速度可用 10 公尺行走測試，超過 12.5 秒即走路速度過慢，換算後，男女性都為每秒 0.8 公尺。

　　日本學者飯島勝矢指出，可以使用指圍測試，即兩手拇指與食指的圍長，若大於小腿最寬處圍長，就是一個高風險肌少症的個案，建議應一步檢查評估。另外，如果有發現自己在無特別減重下，體重明顯一個月減少 5% 以上，或者自覺肌力變少、走路速度變

慢，都是肌少症與營養缺乏的重要指標之一。

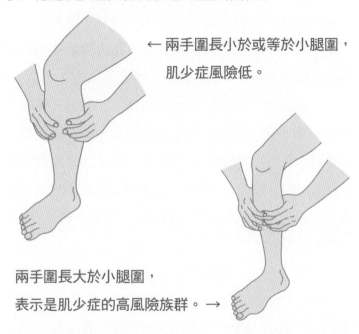

← 兩手圍長小於或等於小腿圍，
　肌少症風險低。

兩手圍長大於小腿圍，
表示是肌少症的高風險族群。 →

　　骨瘦如柴的老年人，我們會比較容易發現有肌少
症的情況，除此之外，一般老年人只要手握力差或走
路緩慢或許是潛在的危險族群，需要定期檢查追蹤，
也要及早培養運動習慣；比較特別的是研究發現，即
使體型較胖，行動緩慢且握力較差的個案，也有一些
人會出現肌少症的情況，稱作「肥胖型肌少症」。

肥胖型肌少症

　　這些人可能長期處在「坐式」生活中，坐式活動包括長時間坐著不動、閱讀、聊天、看電視、打電玩或電腦；運動量極少或運動時氣喘吁吁，雖然外觀看不出來，但行動上就會發現無法抬重物，走路緩慢且走不遠，這類人最容易被忽略有肌少症的可能。

　　就身體活動的角度來說，坐式生活型態者是最容易罹患衰肌少症的族群，只要維持輕度、中度以上的運動，逐漸將運動的時間拉長，讓整體的活動量增加即可逐漸反轉，邁向健康。

對抗肌少症的方法

　　研究發現罹患肌少症的老年人，可從三方面來做預防及治療，包括運動、營養補充、藥物介入。

運動

　　改善肌肉的質與量，最有效的方法就是阻力運動。

　　雖然老人家的肌肉不需要練到像舉重選手一樣的碩大有力，但還是要有能執行日常生活必要動作的能力。由於不活動是導致肌少症的成因之一，透過適度的阻力訓練，可以有效預防肌肉流失，甚至增大肌肉與增加肌核的數量。研究發現漸進式阻力訓練，可以

有效降低老年人失能的程度。

　　肌少症多為老年人，可能會遇到一些運動相關的困難和複雜性，而且肌少症個案的肌肉質量會明顯減少，不管是肌力或耐力都會比正常老化來得差，建議應該循序漸進，由少至多、由輕至重，避免過重或過量的運動模式導致傷害。

　　至於「皮包骨」型的老年人，一開始要進行阻力運動可能有困難，可以先從一般性的有氧運動開始，也可以改善肌肉量。

運動前評估

　　在為肌少症者進行運動評估前，需事先取得一份完整的醫療病歷報告，最好是由當事人的個人醫師提供，或者由經過訓練的醫療專業人員所撰寫；關於慢性疾病及藥物使用情況等資訊亦格外重要。

運動前評估建議項目包括：體重、肌力、肌耐力、日常生活活動、行動緩慢程度、身體活動量、平衡、柔軟度等，依據個體狀況，也可利用附帶心電圖和血壓檢測跑步機，或動力腳踏車進行臨床運動檢測。

　　如果不易取得病歷報告，在運動前，應先詢問是否有心臟或急性疾病病史，或使用「自我運動準備問卷」來初步篩檢運動的高危險群。

　　一般民眾的迷思是，到底需要做什麼運動才是對的？實際上如果沒有罹患肌少症，都可以採用多面向的運動來維持身體功能，能夠持續運動才是重點，不管是散步健走、游泳、騎腳踏車、太極拳，一般長輩只要喜歡這項運動，有興趣去做都好。

　　所有避免碰撞的運動都是很好的運動，若是要執行阻力運動，不用很複雜的機器或是很重的啞鈴，老

年人只要拿裝水的寶特瓶，甚至是使用彈力帶或彈力球在居家使用也是一個很不錯的阻力運動。

　　在每天日常生活中，可以預防肌少症的方法就是提高活動量，衡量自己能力，只要能夠比兩周前運動量增加一些，持之以恆就是一個很好的運動。

　　一般長者最常用的運動方式是散步，但實際上散步的運動量並不夠。如果是正常沒有失能的長輩，建議用快走取代散步，配合雙手擺盪，每天持續 30 分鐘以上，一周至少 3-5 天，需要做到有一點喘或發汗，可以分段進行，例如上下午各 15-20 分鐘。

　　踮腳尖或是坐站 / 半蹲都是阻力運動，可以加上平衡訓練、有氧訓練、柔軟度訓練並行，而使用彈力帶輔助運動、太極拳，或在泳池水中跨步行走也是不錯的運動之一。如果想要登山或爬樓梯，應該要視心肺耐力和下肢有無疼痛而定，要從不增加身體太多負荷

的運動量開始。

營養補充

人在中年時容易發福，而有肥胖甚至代謝症候群；但超過 65 歲以後，常常因為牙齒不好，以及一些內分泌變化的原因，導致胃口不好或食量下降，反而有營養不良的危險。尤其是蛋白質的缺乏，也會間接導致肌肉流失加劇。必需胺基酸及維生素在合成蛋白質的能力上扮演重要的角色。若阻力運動加上適度補充胺基酸、蛋白質等營養補充物，研究證實會讓老年人的肌肉量會有顯著增加。

藥物

部分研究著重在睪固酮（testosterone）、生長荷爾蒙（GH）、脫氫異雄固酮（DHEA）和維生素 D，但目前仍無單一藥物可以有效預防肌肉流失，增加肌力和肌肉功能。

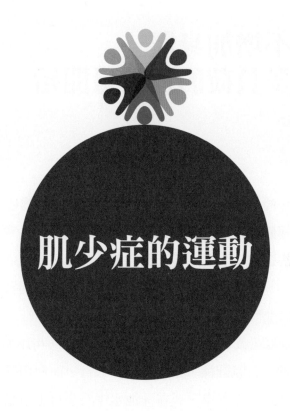

肌少症的運動

從不增加身體
太多負荷的運動量開始

　　一般長者最常用的運動方式是散步，但實際上散步的運動量並不夠。如果是正常沒有失能的長輩，建議用快走取代散步，配合雙手擺盪，每天持續 30 分鐘以上，一周至少 3-5 天，需要做到有一點喘或發汗，可以分段進行，例如上下午各 15-20 分鐘。

　　踮腳尖或是坐站 / 半蹲都是阻力運動，可以加上平衡訓練、有氧訓練、柔軟度訓練並行，而使用彈力帶輔助運動、太極拳，或在泳池水中跨步行走也是不錯的運動之一。如果想要登山或爬樓梯，應該要視心肺耐力和下肢有無疼痛而定，要從不增加身體太多負荷的運動量開始。

阻力運動

髖關節運動

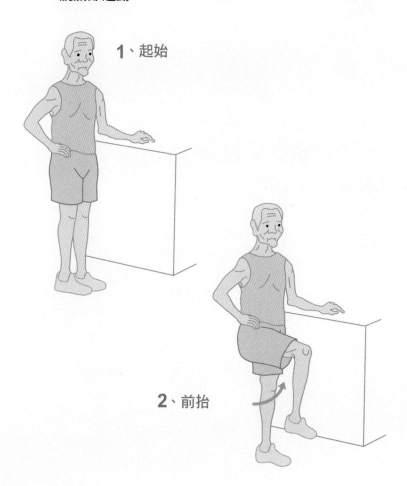

1、起始

2、前抬

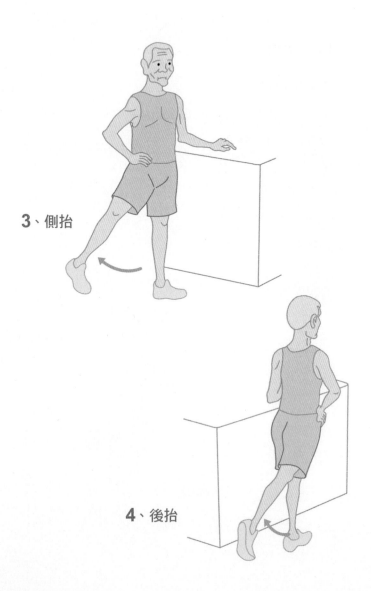

3、側抬

4、後抬

踝關節上勾、下踩時的肌群運動

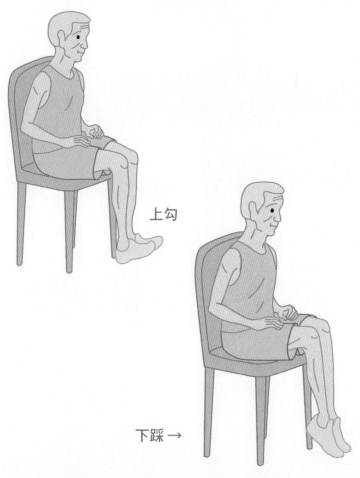

上勾

下踩 →

若是體力不好，也可以坐在椅子上練習。

蹲站運動

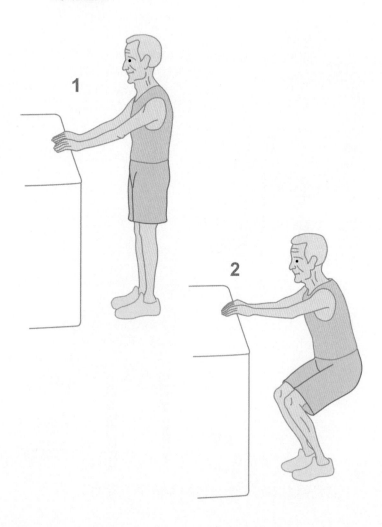

手指抓握的肌群運動

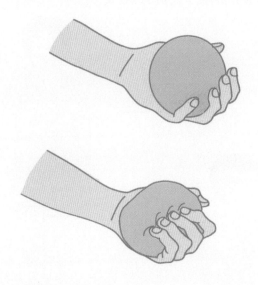

　　手拿黏土或是海綿球，用力抓緊直到凹陷，並感覺到手指頭有在用力；再慢慢回復原位。一天 3 次，每一次 10 下，每一下停留 5 秒鐘。

平衡訓練

增加平衡的活動，每周做3-5天。

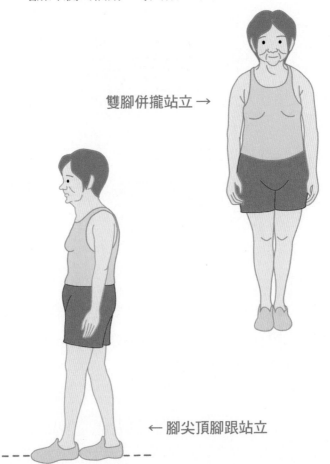

雙腳併攏站立 →

← 腳尖頂腳跟站立

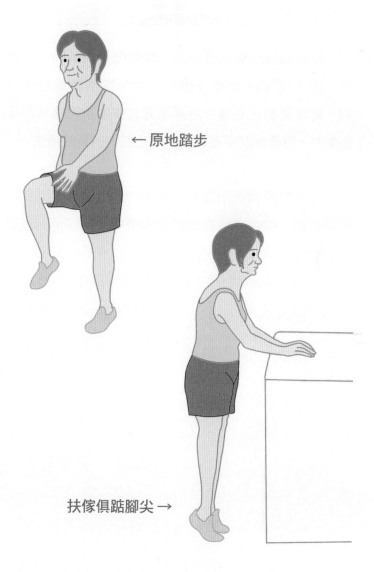

← 原地踏步

扶傢俱踮腳尖 →

平衡訓練時要注意安全，旁邊要提供隨時可以抓握、支撐穩固的桌椅或欄杆，避免在訓練過程中跌倒。動作要簡單易懂，以漸進方式慢慢挑戰患者的平衡能力，進而增加平衡能力，防止跌倒的危險發生。

　　再次提醒讀者朋友們：規律的運動或休閒活動，可以促進、維持或改善身體的協調與平衡功能，減緩「肌少症」持續進行，進而降低跌倒的機會，這對有年紀之後的日常生活行動，非常、非常重要！

第七章

for

衰弱症的朋友

文／蘇信昌

被誤認為是老化的「衰弱症」

　　衰弱，是每個老年人的必經之路嗎？有些八十多歲的長輩仍然生龍活虎，能夠登山健行；但有些剛退休才六十多歲的人整天很少活動，走路緩慢，肌肉無力，雖然還可以自理生活，但稍微感染或生病體力就衰退許多，這些情況就是所謂的衰弱。

　　衰弱指的是老年人面對新的生理或外在環境改變時，身體功能快速的惡化，是一種加速退化的過程，經常是因為某種事件，導致身體內恆定的異常或不穩定，降低對於外在壓力的抵抗能力，導致多重生理系統上的衰退，造成容易受傷或是增加罹病、跌倒或死亡的風險。臨床的特徵包括厭食、肌肉流失、骨質疏鬆、疲憊、增加跌倒風險與較差的健康狀態。

　　這些症狀過去經常被忽略，認為是一種正常的老

化現象，進而錯失早期介入的機會，進一步造成身體功能惡化或不良的健康結果。

　　衰弱是一個動態的變化過程，老年人可能會因為受到急性疾病的影響，進而造成身體功能的衰退，如果針對個人狀況及時介入，就能夠改善甚至逆轉衰弱的發生。

　　有部分老年人可能是急性疾病或意外事故，不得不臥床一陣子，繼而出現肌肉流失，活動量減少的情況。以意外跌倒為例，可能造成髖骨或股骨頸骨折，經過醫療處置後，需要臥床數天至數周，此時若無進行適當的床上復健運動，很快的肌肉便會流失，造成衰弱甚至失能。出院返家後雖然短時間依然需要他人協助日常生活，但如果配合運動、營養的介入，就能在 2-3 個月回復原有功能，逆轉衰弱的發生。

　　過去研究提出肌肉流失（肌少症）與衰弱息息相關，

但二者也不能完全劃上等號。衰弱的老年人容易出現肌肉無力、走路緩慢的現象，逐漸失去過往的活力，活動量大幅減少。一旦活動量減少，繼而食量食慾變差，更促使肌肉流失的情況加劇，是一種不良的惡性循環。

衰弱發生的原因可能是多重且複雜的，研究發現年紀越大，發生衰弱的比例越高；女性衰弱比例大於男性；罹患多種慢性病的人，會比一項慢性病或沒有罹患慢性病的人要衰弱。此外隨著身體內發炎因子增加，也會提高衰弱的嚴重程度；不良的生活習慣，如吸菸、不運動、獨居以及慢性憂鬱等，都會加重衰弱的嚴重度，不可不慎。

衰弱的定義

美國老年醫學會定義衰弱，是由 Walston 撰文整合多數的學者意見所得：衰弱是一種老人症候群，會出現多種不同的症狀與徵候，包括無力、疲憊、體重減輕、平衡變差、低身體活動量、動作處理表現變慢、社會退縮、輕微的智能退化、在壓力下容易變得脆弱

等。

臨床上不易做出完整評估與診斷

　　衰弱症候群，通常會造成多重器官系統的功能衰退。從微觀的分子細胞失能，如細胞老化、粒線體、自由基、端粒、DNA 修補功能等多項異常或失能；到生理性失調，如慢性發炎、改變血液功能與荷爾蒙濃度、血糖調控、壓力反應等異常；再到臨床表現變差，例如常有體重減輕、肌肉流失、活動量減少、動作表現與肌力的退化；合併輕度的失智或智力缺損，社會隔離或獨居等。這些衰退是多重系統的衰退，因此臨床上不容易做出完整的評估與診斷。

　　臨床上也建議疑似衰弱的老年人，應該進行周全性老人評估，針對視力與聽力、四肢功能、行動障礙、口腔保健、營養不良、失禁、憂鬱程度、智能狀態、藥物使用、心肺功能、日常生活功能、平衡與跌倒表

現、社會支持等多項不同老年症候群完整評估，這樣可以更清楚了解衰弱老年人需要協助的面向。

衰弱的自我評估問卷

目前已有學者發展臨床問卷，作為第一線篩檢高風險的族群，有任一題回答「是」者，便應做更進一步的檢查，五項指標中，有三項表現明顯，就定義為衰弱：

體重減輕

最近 12 個月內，是否在沒有節食的情況下有體重減輕 3 公斤？
□是　□否

肌力下降

最近 12 個月內，是否覺得自己肌力有下降現象？
□是　□否

速度變慢

是否覺得自己走路速度比 12 個月前變得更慢？
□是 □否

低活動量

是否覺得現在的活動量比 12 個月前更少？
□是 □否

自覺疲勞

最近一周內，是否覺得無法完成日常生活活動？
□是 □否

資料來源：Fried, 2001

　　如果時間與場地允許，可以利用功能性評估作為快速客觀篩檢衰弱老年人的工具：如測「手握力」，正常來說 65 歲左右的男性應該要高於 26 公斤，女性應該高於 18 公斤。一旦發現手握力變差，應該進一步做完成且詳細的評估，及早介入治療。

　　或者使用書中在骨質疏鬆症運動篇談到的「計時起身行走測驗」也可得知：如果此項測驗的時間，大

於 12 秒就有較高的風險罹患衰弱症與衰弱傾向，如果
大於 20 秒就有較高的風險會在一年內跌倒。這兩項功
能性評估，都能有效預測衰弱與衰弱傾向的發生。

　　研究發現營養不良會加速惡化衰弱的程度，導致
更進一步的肌肉流失，和提高罹病或失能等負面風
險。雖然適當補充維生素 D、蛋白質、胺基酸和部分
荷爾蒙，能夠改善衰弱老年人的功能表現和生活品
質。但需特別注意腎功能異常的患者，不可過量補充
蛋白質，否則會造成腎臟負擔，而產生其他副作用。

　　目前學者建議均衡飲食與適當的熱量攝取，包括
各類營養素及適當的水分補充，調整飲食習慣前，建
議請教醫師與營養師，才能讓長輩吃得安心又健康。
衰弱的老人同時需要適當營養補充、控制慢性疾病、
保持開朗的心情及多參與社會活動，有助於減緩「老
年衰弱症」的發生。

衰弱老人運動前的評估

在《美國運動醫學會銀髮族運動指引》一書提到：衰弱的老人要運動時，會比正常老年人困難度高、且狀況更複雜。

衰弱的老人經常有一種或多種失能情況，例如視覺或聽覺失能等，這些情況會影響到他們日常生活活動的能力。

因此我們必須意識並考量到逐漸衰弱老人容易受傷的情況：

● 存在可能影響運動能力的其他醫療狀況，例如心

血管異常、膝關節炎等。

● 會感到疲倦或虛弱。

● 平衡感較差，可能會有高度跌倒及骨折風險。

● 比較容易感到困惑或焦慮。

● 可能同時服用多種藥物，會影響到運動中或是姿勢改變的心跳率或血壓反應。

● 行動能力與協調能力經常受到限制，進而影響從事運動時的能力。

這些情況，可能其中的某幾項會同時存在一位老人的身上。在運動前，應先確定是否有心臟或急性疾病，最好能有醫師先幫忙確定身體狀況是否適合規律運動，或使用運動自我檢測問卷來初步篩檢，有一項為「是」時，應詢問專業人員自己是否適合開始規律運動。

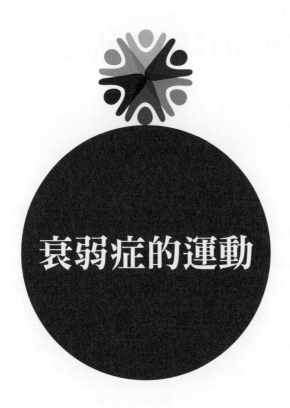

衰弱症的運動

鍛鍊執行日常生活能力

　　我們可以從鍛鍊耐力、肌力、訓練生活功能的活動，以及促進平衡策略與訓練來談衰弱族群的運動處方。這些鍛鍊的預期效益包括了提升肌力、耐力，增加身體活動能量消耗、增加執行日常生活活動的能力，並可以提升平衡，降低害怕跌倒的恐懼。

　　漸進式的阻力運動、有氧運動、伸展運動、平衡訓練，都可以有效增加不同衰弱程度人的肌肉、心肺適能和身體功能表現，減少不健康結果的發生。運動的內容則必須包括暖身運動、主要運動、緩和運動。時間上暖身運動至少需 10-15 分鐘，主要運動 15-30 分鐘，緩和運動約 10-15 分鐘。

　　運動範例可根據個案本身的原有運動或活動，透過物理治療師加強劑量或改變部分習慣，在安全範圍

內給予運動建議。同時物理治療師評估個案本身疾病與體能狀況，告知運動時的禁忌症，譬如有嚴重的心血管疾病，運動時可能產生的不良反應如頭暈，給予適時的提醒，教導運動時確認個案本身能力是否足以完成，並記錄合適的運動劑量與強度。

練耐力

運動處方

- 利用大肌群的運動，例如步行、騎車、游泳等，每周 3-5 天，每次 30-60 分鐘，慢慢地以 5 分鐘累加的方式累積到 30-60 分鐘。
- 從較低強度開始，已確認運動時感覺舒適且可以忍受。再慢慢地練習將強度增至中等強度。

練肌力

運動目標在於增加上肢和下肢肌力、增加肌肉組織或避免流失、降低跌倒風險、增加平衡，提升日常生活活動。

運動方式

　　利用健身房的肌力訓練機器、彈力帶或身體重量來訓練都可。每周 3 天，每個肌群每回合重複 12-15次，從一回合慢慢進步到兩回合，從較低的阻力訓練開始，慢慢提升。

　　平日就可在家練下肢肌力的簡單運動：上下階梯

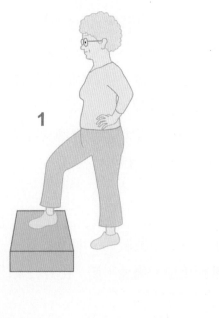
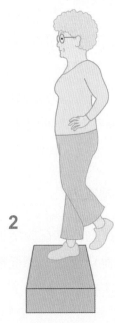

訓練生活功能的活動

　　先從日常生活中練習，例如從椅子上站起來，可以用手支撐或不用手支撐、爬樓梯、移動不同大小的物體。每周練 3-5 天，從每天至少能做一次的活動開始，當發現有進步時，再慢慢地增加次數和活動的困難度；盡可能每天持續做，運動強度由低至中等，但不要把強度當成重點。

由坐到站

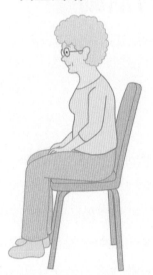

1、從坐到站起來時，
　　一定還是要記得保
　　持坐時身體挺直的
　　姿勢，脊椎不彎曲。

2．先將屁股往前移。

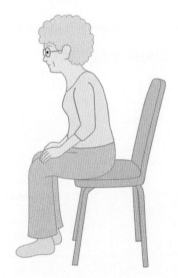

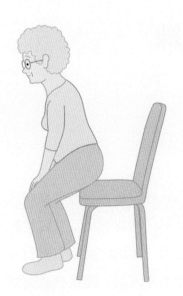

3、在保持挺直的姿勢
　下，從臀部動作將身
　體向前傾，再以臀部
　與膝部的力量站起
　來。

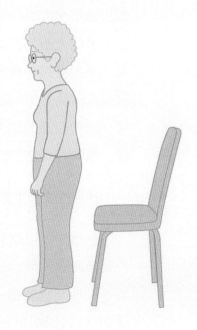

4、力量不夠時，可以借用
　手撐膝蓋，或者是坐有
　扶手的椅子，利用手撐
　扶手起身。

平衡策略與訓練

在做任何動作前，我們的身體是否已經準備好？對於接下來的動作可以提供很好的身體穩定及肢體動作。例如上市場買菜要提重物，我們的腰部有沒有力氣、下半身夠不夠穩定，會不會因為一提重物就閃到腰或往前跌倒？「先準備好」就是所謂的預期性姿勢調節。先準備好的能力強，則可以提高後續動作的穩定度，減少因突發狀況而跌倒或受傷。

預期性姿勢調節訓練

生活中，可以利用動態的多方向動作訓練，預期性姿勢調節，例如向前走、向後走、側走、走八字形、走不同地面等練習，再搭配改變支撐底面積，即兩腳之間在地面圍出的面積大小來增加困難度，如一般走

路、腳跟對腳尖走等，以適應在不同環境要求下，身
體要做的準備。

應變性姿勢反應訓練

當身體受到不預期的干擾時所能做出的反應，例
如不小心被人碰撞了，身體應該如何反應才不容易跌
倒。一般的反應策略包括踝關節策略、髖關節策略、
懸垂策略與跨步策略；不同人在不同環境、不同時機
遇到各種狀況會使用不同策略來維持身體的平衡。所
以平時要先把各關節周邊肌肉的肌力訓練好，當遇到
緊急狀況時才能加速反應，避免跌倒。

踝關節策略

以腳踝動作作為平衡反應，例如站在公車上，當車子向前開動時，我們的整個身體會向後傾，為了維持平衡，我們的身體會以踝關節為軸向前移，以恢復平衡。要應用此策略，踝關節的動作和肌肉力量就非常重要。

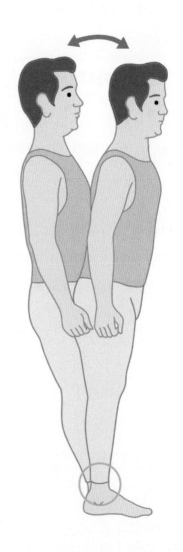

髖關節策略

是指以髖關節動作作為平衡反應，例如站在平衡木上，當身體被向前推動時，我們的上半身會以髖關節為軸向前彎，以維持平衡。因此，髖關節的動作、背部和大腿的肌肉力量就非常重要。

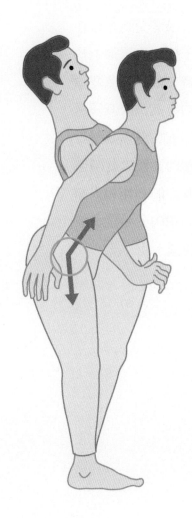

懸垂策略

　　是受到垂直性干擾如坐電梯上樓時，會以膝蓋彎曲的方式，來減緩電梯在加減速時對身體的衝擊；此時髖關節的動作和大腿的肌肉力量就非常重要。

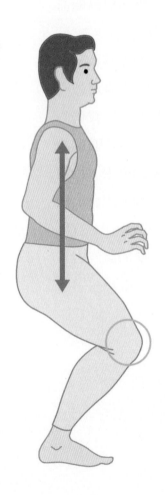

跨步策略

是受到干擾較大時會出現的策略，用跨出一步的方式來維持平衡，此時需要全身有足夠的肌肉力量、肌肉協調與關節活動度才能完成。

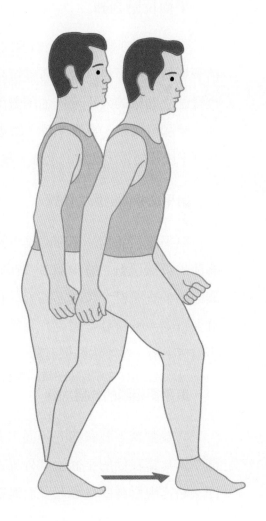

平衡反應訓練

平衡反應訓練可以利用靜態的姿勢，例如坐、站，給予患者一些干擾，讓患者維持身體的穩定，再搭配改變站立面積的大小來增加困難度，如雙腳與肩同寬站、雙腳併攏站、單腳站等，讓患者適應不同狀況下受到干擾都能做出適當的反應，避免跌倒。

與平衡相關的肌力訓練

與平衡功能較為相關的是下肢的肌肉力量，如髖關節的外展肌群（臀中肌）、彎曲肌群（髂腰肌）、膝關節的伸直肌群、踝關節的上勾和下踩肌群。這些肌群與行走、維持姿勢穩定、姿勢受到外界干擾時，能否維持平衡、會不會跌倒有關。

與平衡相關的伸展訓練

同樣強調下肢關節的伸展，尤其是髖關節及踝關節。因為當我們的平衡受到外界干擾時，常用的踝關節策略需要腳踝踩地翹起，而髖關節策略則需要前後

彎曲身體的動作來維持平衡，因此維持這些關節的活動度是必要的，所以在做伸展時可以特別強調這兩個關節的動作，訓練原則可參照伸展訓練。

　　適度運動，是預防衰弱症的重要介入手段之一，藉由阻力運動、伸展運動、耐力運動以及日常活動與協調能力訓練等，增進老年人的體適能、平衡及活動參與的習慣，都可以預防或延緩衰弱症候群的發生。

阻力運動

拉彈力帶

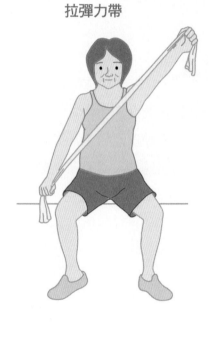

舉水瓶或重物 ↓

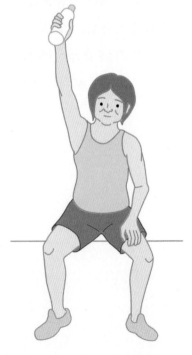

直抬腿

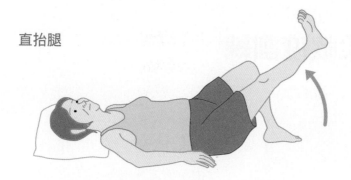

平躺於床上彎曲膝蓋，另一側膝蓋伸直，腳底板勾起。保持膝蓋伸直，慢慢的往上抬，抬至和對側膝蓋一樣高。停留5-10秒後放下，放鬆10秒，重複10次，一天3回。

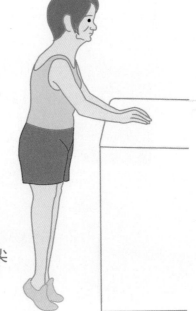

扶傢俱踮腳尖

柔軟度訓練

拉毛巾

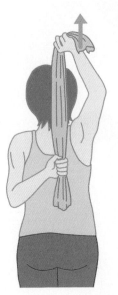

1、右手往上拉，握住停 10 秒，
兩手輪流。

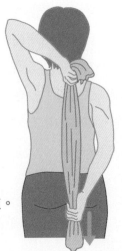

2、右手往下拉。

坐姿伸展

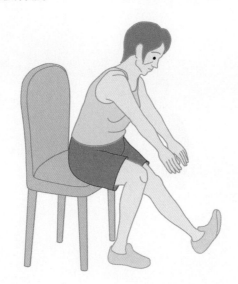

　　坐在椅前端，保持腰部挺直，將要伸展的腳向前
伸。腳板向上勾，保持膝關節伸直，身體略往前傾，
感覺腿後側緊繃。兩腳輪流做；一天做 3 次，一次 10
下，每一下停 10 秒鐘。

腰部伸展

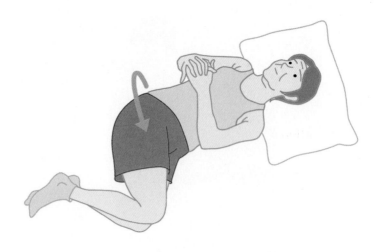

　　平躺膝關節曲屈，頭肩部不動，腿部緩慢先向一側擺平，停留 10 秒，帶動胸腰椎轉動，感覺背部有輕微的伸展；再換另一側輪流做。

第八章

for

失智症的朋友與家人

文／湯佩芳、朱育秀

失智症與輕度知能障礙

　　臺灣失智症協會接受衛生福利部委託，民國 101-102 年執行了「臺灣失智症流行病學調查」，並依據內政部 104 年 12 月人口統計資料，估算出民國 104 年臺灣失智症人口約有 25 萬，佔全國總人口 1.07%。而 65 歲以上的老年人中每 12 人有 1 人有失智症，80 歲以上的老年人中則每 5 人即有 1 位有失智症。若再考慮臺灣人口高齡化的速度，不難想像失智症對未來臺灣社會健康照護的需求上將帶來巨大的衝擊。

　　失智症是隨年齡增加，發生機率也上升的症候群，症狀的組合通常是多種認知功能的減退、或伴隨有行為問題的產生，這些症狀的嚴重程度會影響患者的日常生活與工作能力。在認知功能的減退方面，最常見的是記憶力的減退，而在其他認知功能如注意力、空

間感、判斷力、計算力、抽象思考能力、語言能力等
也都可能退化。行為問題部分則可能出現干擾行為、
個性改變、妄想或幻覺等。

失智症有退化性與血管性兩大類，也有退化性加
血管性的混合型。

退化性失智症最常見的是阿茲海默症

退化性失智症最常見的是阿茲海默症，是一種進
行性的神經退化疾病，是造成失智症的第一大主因。
患者腦內的海馬迴會萎縮，也會出現異常的類澱粉斑
塊沉積與神經纖維糾結，早期症狀最明顯的是記憶力
衰退，與對人、時、地的辨認困難等。

血管性失智症

顧名思義是因長期的腦血管病變，造成腦細胞死
亡或功能退化，以至於產生認知功能的減退，常發生
在腦中風之後，尤其是多次中風者，是造成失智症的
第二大主因。

如何知道是否得了失智症

臨床上，要診斷是否得了失智症，醫師會對病患與非常熟知病患且能提供訊息的家屬或親友，執行詳細病史問診，也會開臨床神經心理學檢查的處方，讓患者接受臨床心理師詳細多面向、完整的神經心理學檢測。

神經學影像檢查，通常是磁振造影（MRI），可作為診斷的輔助工具。問診與檢查的結果，若發現病人在記憶力、空間判斷力、抽象推理與複雜事務處理能力、語言能力、人格特質與行為舉止等方面，與同年齡層、同教育程度者相比較，出現兩種或兩種以上的異常，且比以往明顯退步，同時也影響日常生活或工作時，就會被診斷為失智症。

輕度知能障礙

在正常老化與失智症初期之間，有一個過渡期，稱作輕度知能障礙（mild cognitive impairment）。輕度知能障礙者，會有類似失智症初期的症狀，但症狀較

輕，尚不至於影響日常生活或工作；然而輕度知能障礙者，發展為失智症者的機率比一般人高。

失智症與輕度知能障礙的早期偵測

由於失智症初期症狀容易被忽略，或誤認為是正常老化的過程，早期偵測是否有失智症或輕度知能障礙，對患者是否能在早期及時接受介入性治療相當重要。美國失智症協會提出了失智症十大警訊，可供大家參考與用來關心身邊的長者。這十大警訊包含：

- 記憶力減退影響到生活。
- 計劃事情或解決問題有困難。
- 無法勝任原本熟悉的事務。
- 對時間地點感到混淆。
- 有困難理解視覺影像和空間之關係。
- 言語表達或書寫出現困難。
- 東西擺放錯亂且失去回頭尋找的能力。
- 判斷力變差或減弱。
- 退出職場或社交活動。
- 情緒和個性的改變。

　　AD-8 極早期失智症篩檢量表，也常被作為社區居民失智症早期篩檢之用；若長輩在 AD- 總得分大於或等於 2 分，宜鼓勵長輩盡早就醫做詳細檢查。

AD8 極早期失智症篩檢量表

填表說明：

若您/您的家屬以前無下列問題，但在過去幾年中有以下的改變，請填「**有改變**」；
若無，請填「**無改變**」；若不確定，請填「**不知道**」。

題　　　　　　　　　　　　　　　　　　目	有改變 /1 分	無改變 /0 分	不知道 /不適用
1.判斷力上的困難：例如落入圈套或騙局、財務上不好的決定、買了對受禮者不合宜的禮物。			
2.對活動和嗜好的興趣降低。			
3.重複相同的問題、故事和陳述。			
4.學習如何使用工具、設備、和小器具上有困難。例如：電視、音響、遙控器、冷氣機、洗衣機、熱水器、微波爐等。			
5.忘記正確的月份和年份。			
6.處理複雜的財務上有困難。例如：個人或家庭的收支平衡、繳費單、所得稅等。			
7.記住約會的時間有困難。			
8.有持續的思考和記憶方面的問題。			
AD8 總得分			

失智症病患只有認知功能障礙嗎

失智症患者雖然是以認知功能障礙為主要問題，但近期的研究發現，許多的失智症患者在尚未出現明顯的認知功能障礙症狀時，他們的動作功能，如走路、平衡就已經開始出現問題。

失智症患者常常對體能活動不感興趣，造成懶得活動，到最後體能下降、肌肉力量減退，尤其是下肢肌力的衰退，連帶影響走路的速度變慢、平衡不好造成容易跌倒。

一旦跌倒過，患者更不願意出門，更不願意參與活動，體能隨之更為下降。如此惡性循環，也間接的減少了患者與他人接觸的機會。而減少人際互動，也會使得患者的認知功能快速的退化。

現在許多醫學相關研究已經證實，運動可以減緩中老年人智能的退化。因此，鼓勵失智患者從事運動

或體能活動，不僅是希望他們能維持身體活動功能，避免體能的衰退與跌倒，也可以減緩他們認知功能的退化。

失智症患者運動的特殊考量

　　運動訓練，對於一般民眾來說，可能可以依照原則自發性執行，但失智症患者因疾病因素，可能在選擇運動的判斷力、運動的執行力上較有困難，因此需要家屬的陪伴，如此可以較持續地進行運動訓練，也可以避免運動傷害。家屬在陪伴失智症患者運動時，也需協助他們做好運動前的準備，自我也要準備好。

運動前的準備工作

　　若患者已經是長期不運動者，在開始運動前可以先請教物理治療師幫忙做評估，建議可以執行的運動項目。若無法立即有專業人員協助建議，請採取漸進方式，先從走路開始，讓身體開始習慣活動後，再開始增加運動項目。

為患者選擇舒適、吸汗、透氣性高的運動服，若容易流汗，亦可以多準備一套衣服替換。依照運動項目，為患者選擇一雙適合的鞋子，有人喜歡穿功夫鞋覺得輕便，但其鞋底較薄，若是選擇太極等體操活動適合；但若是若要做健走、跑步的運動，最好穿著布鞋，鞋底要有彈性、吸震力好，可以避免運動時，因衝擊力對膝蓋、腳踝造成傷害。若選擇綁鞋帶式的，要注意是否綁緊，可以打雙結，避免鞋帶脫落，造成絆倒。

運動的時間

如果患者過去有運動習慣，可以依照他的運動習慣維持運動，若沒有，可以選擇上午 10-12 點或下午 2-4 點，或是家屬方便陪伴的時間。原則就是以患者心情好，容易配合運動的時間為主。

不選擇一大早，是因為有的患者早上無法早起，而家屬常為起床這件事而與患者吵架，讓患者更抗拒，不僅無法建立運動習慣，反而破壞了家屬與患者的關係。避開中午最熱的時間，讓患者飯後稍作休息再開

始運動，一方面避免午休太久造成晚上睡不著，另一方面避開黃昏症候群發作的黃昏時刻。

運動場所

要通風、溫度適中、簡單、不要太吵鬧、複雜的環境，且要有方便使用的廁所。例如他們可能會因為鏡子而產生混淆，就盡量不要讓他們在鏡子前面做活動；若需要陪襯音樂，也不要使用太吵雜的重金屬搖滾樂，當然除非患者本身喜歡，否則建議以溫和的、他所喜歡熟悉的音樂為主。

患者有時候無法表達自己不舒服的想法，因此要隨時注意患者的情緒變化，過熱或運動強度過強，都會引起情緒反彈，讓他們不喜歡運動。因此可以準備毛巾、小電扇等驅熱物品，降低因運動升高的體溫，流汗時可隨時擦拭，讓他們能夠比較舒服。

患者有時候會忘記喝水，因此要記得幫忙準備好飲用水，隨時提醒補充水分。剛活動完盡量避免喝冰的飲品，以溫開水為主，若要喝運動飲料，最好是以溫開水 1:1 稀釋。若患者不喝水是因為有吞嚥問題，容

易嗆咳，則可以製作半流質的果凍飲料補充水分。若是因為怕上廁所有困難而不喝水，有方便使用的廁所，比較能解決這方面的問題，患者不會因為找不到廁所而發生漏尿的問題。

其他疾病的考量

運動時要記得隨時注意患者的身體狀況變化，若出現身體不適的症狀，如頭暈、頭痛、血壓升高、心跳加速、呼吸急速等，要立即停止活動。

失智患者若為高齡長者，常常可能合併其他的疾病，可依照其他篇章的運動原則設計運動處方。在此僅提出一些針對失智患者需特別注意事項作為參考：

合併有中樞神經系統疾病患者

如中風、巴金森氏症，建議可以尋求物理治療師的協助，針對該疾病的損傷特色，幫忙共同設計運動訓練計畫。如有巴金森氏症，則在動作設計上可以加入有節律性、協調性的交替動作，如給予節拍，交替做踏步動作。運動時要將動作速度放慢，配合他們動

作能力，小心避免跌倒。

配合節拍，交替做踏步動作

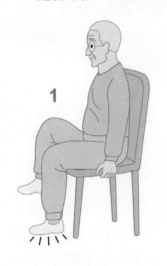

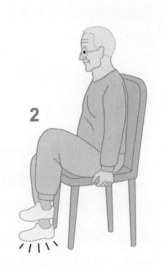

心血管疾病患者

注意是否有按時服用藥物，若服用的藥物是會影響心跳的藥物，若有則不能以心跳作為運動指標，最好以自覺用力係數，或以他自己感覺喘、覺得累作為指標。

有心血管疾病患者，運動中避免閉氣用力，以免造成血壓升高。藥物請家屬確實看著患者服用，有時候患者會忘記自己是否有吃藥，這樣運動的危險性會增加，請小心。

糖尿病患者

需提醒三餐定時定量，並要定時服用藥物，注意其血糖控制，血糖控制不好，患者認知退化的症狀可能會更快速，因此家屬一定要別協助控制。運動前家屬要記得提醒病人是否有吃藥、用餐，最好飯後 1-2 小時後，血糖穩定再運動，避免空腹運動造成血糖過低的情況發生。

另外，糖尿病的患者，末梢血液循環不好、感覺較不敏感，運動若不慎造成擦傷、拉傷，傷口不易癒合，若患者自己不會反映，因而延誤了治療，易造成後續照護的問題。因此，糖尿病患運動時，要注意避免肌肉骨骼系統傷害，為患者準備的鞋子以舒適柔軟

但支撐穩定性高的運動鞋較佳，以避免運動過程中造成摩擦破皮。運動後隨時檢查患者的皮膚，以避免發生微小傷口卻不知。

再次提醒，患者會忘記吃藥或用餐，因此吃藥用餐盡可能請家屬陪同確認。

骨質疏鬆患者

選擇對骨骼有適當壓力的負重運動，有利於促進骨質生成，避免從事需要彎腰、彎背等不當用力容易造成骨折的運動。另外需搭配加強肌力及平衡的訓練，以預防跌倒造成骨折。肌力訓練時建議做閉鏈式的動作，即肢體遠端固定、近端動的負重動作，例如訓練膝關節伸直肌，以蹲站動作執行便是。有氧運動則以走路、慢跑、爬山等活動為宜。

關節炎患者

訓練活動以增進功能性為主，避免關節負重的動作，如蹲站、跑步、爬山等。須注意在不會疼痛的關節活動度內做運動，避免在疼痛期或疾病發作期做關節的運動。若患者不會怕水，游泳是個不錯的選擇。

做過關節置換手術者，若是剛接受完手術 3-6 個月內，因每一種置換手術需要休息的時間不同，最好遵照手術後的復健原則進行運動。髖關節置換手術後 3 個月內髖關節前屈不得大於 90 度，且不宜做內收及內旋的動作，手術後須在助行器，或雙邊拐杖協助下才可行走，術後一個半月才可換成單邊拐杖，3 個月後才可不用輔助器行走。若是手術已超過 6 個月，一般來說應可以恢復到正常的活動，但仍應避免會造成人工關節損壞的活動。若是接受膝關節置換需避免彈跳、跪姿等動作。

家屬與照顧者心態的調整

失智症的家屬與照顧者，在照顧患者時其實心理與身體的負荷是非常大的，因為許多患者在確診初期是看不出來與其他人有何不同，但所要求的事情卻常常無法完成，因此常會讓照顧家屬有挫折感，在陪伴患者進行運動訓練時，把握以下幾個原則，讓患者能在愉快的情境下，願意持續運動。

看到他們的「能」，而不是「不能」

為患者選擇運動時，可以依照他的喜好做選擇，但這並不是要去比較他們過去能做到，為什麼現在不能做到，而是要以他們喜歡的事務，喚起他們動作的意願，因此千萬不要拿能與不能這個議題，糾結於患者的能力下降，而是仔細觀察他還有什麼可以做的，讓他以現在

能力能做到的發揮會到最大、最好，更能延續。

把握零挫敗原則：不催促，不傷害自尊

失智症患者的理解力變差，與患者對話時，不要催促他們，不要一次給予太多指令，因此運動訓練從簡單開始，放慢對話速度，以他們理解的方式說明或是直接示範、陪著一起做，簡單化口令，搭配適當的肢體語言效果會比較好。若真的做不到，則向下修正要做的運動內容，以他們能做到的為主，只要做到，哪怕是十分之一，都要給予鼓勵。

花俏動作不一定好，重複練習更重要

失智症患者的學習特色，就是需要固定式的重複練習。一般成人的學習可能強調舉一反三，給予多樣刺激才有更好的學習效果，但失智症患者是需要透過不斷的重複練習，才能將運動的動作學習起來，因此運動訓練的漸進式，不用急於在短時間內完成，給予多一點的時間練習，待他們熟悉後再做變化，這樣他們也不會因為每次都學新的動作，產生挫折感。

要活就要動，有動就好

我們常以要活就要動來鼓勵患者運動，因此當患者是可以被鼓勵運動時，盡量要想辦法讓他運動！例如他以前會打籃球，就以請他當教練教孫子打籃球為由，讓他願意走出戶外，投籃中不中不重要，重要的是他願意動。

當患者真的無法達到家屬心目中的標準，請不要氣餒，站著比坐著好，坐著比躺著好，只要患者願意動，家屬就不需要太苛責患者。當然家屬也不要太苛責自己，無法讓患者活動，因為有時候外人的話語可能比家屬有用，此時可以找一位在患者心中較具權威或說服力的人，給予他一些建議，或許患者願意配合。

照顧好自己，才能照顧好患者

有快樂的家屬才有快樂的患者，請記得不只患者要運動，身為照顧者的家屬也要運動，所以在陪伴患者運動時，自己也要同時運動，不要只是在旁邊觀看，只要確保患者在安全的情況下，家屬是可以一起運動

的，例如一起騎腳踏車，一起做肌力訓練。

　　也許患者只做 10 分鐘，但家屬自己做 30 分鐘，剩下患者休息的時間，可以和他聊天，那麼雙方都有獲得運動的效益，家屬也不用生氣於患者為什麼不做滿 30 分鐘，邊聊天也是可以當作刺激認功能的一種方式。換一種思考模式，將運動變成有趣，讓患者和自己都能建立運動的習慣，這樣才能讓運動長久持續。

　　罹患失智症的機率雖然隨年齡的增長而增加，但許多的研究已證實，規律的運動可避免或延緩中老年人失智症的發生，也可以減緩失智症患者認知功能的退化速度。

　　物理治療師是以運動來治療病人的專家，對於如何選擇與執行這些運動，都可以提供很好的諮詢服務與實地的指導。歡迎大家多多找物理治療師來協助，以提供失智症患者與家屬這方面最大的幫助。

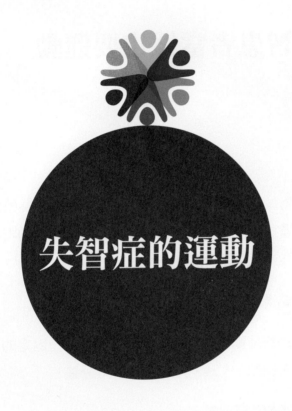

失智症的運動

失智患者當然也要運動

　　對於已被診斷為失智症的患者，該如何為他們安排適當的運動呢？通常可以採用結構性的運動安排，或改變生活型態兩種方式。

結構性的運動

　　是將運動計畫安排在生活行程中，是固定的、規律的，例如一、三、五固定打球 30 分鐘。

改變生活型態

　　將各項體能活動融入於日常生活中，例如搭公車提早一站下車再走回家、搭電梯時少搭一層，換成爬樓梯等。

　　若是家中失智患者為輕、中度失智，認知功能尚

可以理解溝通的，可為他們建立結構性的運動計畫；
而針對中、重度的失智症患者，或其認知功能可能已
經無法配合運動的患者，可以選擇改變生活型態的方
式，陪著他們執行一些他們仍熟悉的日常生活活動，
以達運動效果。

動作與認知，同時訓練

失智症家屬最關心的還是患者認知退化的問題。
運動可以協助我們維持整體的認知功能或減緩退化，
若是想要更特別的針對特定的認知功能加強，則可以
進行結合運動與訓練認知功能的活動。然而，肌力的
下降與認知功能退化有顯著的關係，相反的，若有維
持肌力訓練，認知功能會比沒有做任何訓練來得好。
因此，維持肌力對失智症患者也是非常重要的。

常見的認知功能有記憶力、定向力、注意力、理
解力、執行功能、語言能力、計算力等，而動作功能
則包括本書一再提及的肌力、有氧、平衡能力等。過
去認為：認知功能以認知訓練、動作則以運動訓練，
但現在研究發現，將認知訓練搭配運動一起訓練，更

有促進認知功能的效果。

我們可以將促進認知和動作功能的這些目標，作為訓練內容設計的依據，然後將訓練設計為遊戲方式進行，來達到訓練的目的。失智症患者的認知功能退化得比動作功能快速，因此設計的遊戲活動必須是患者認知可以理解的，可以依失智症患者的認知功能來設計活動內容，並採漸進性原則增加難度，建議可以先增加認知活動的難度，再增加動作活動的難度。

認知活動可以依照患者之前的生活經驗與喜好設計，例如，患者之前是會計師，對於數字比較敏感，若要訓練計算能力，則可以讓他邊走路邊算數，算數的任務可以先單純做加法運算、減法運算、然後加減混合、乘法、除法、乘除混合……等，以此類推漸進式增加難度。當認知活動到達最高難度，就可以開始增加動作難度，如配合慢走、快走、跑步……等。當然，也可以先增加一部分的認知難度、再增加動作難度。

若要訓練記憶，則可以從邊走路，邊記憶 3 個、5個、7 個數字等。依照患者的喜好設計，可以提供他的

有興趣的記憶內容，增加參與度，例如患者對於美食有興趣，就可以記憶菜名。即便他無法正確記憶，也可以透過他所記得的，當作之後跟他聊天的參考，例如他只記得紅燒獅子頭，那就開始跟他聊對於這道菜的印象、作法、什麼情況下吃過等，也就可開始懷舊的練習。

　　當患者的認知功能退化到中、重度時，仍可以進行動作合併認知的訓練，主要是患者認知已經較為困難，但身體對於動作的反應記憶仍是存在的。因此可以直接將患者的動作誘發做出來，例如要患者訓練手部丟接球的功能，告訴他如何丟接，不如直接丟給他，然後搭配口令以及示範讓他跟著做即可。

　　透過多次的練習，會發現即使患者說不出遊戲規則，也會慢慢將這些動作原則記憶在腦中，做出符合期望的動作。至於如何幫患者設計一個他願意參與的動作與認知同時訓練，可以找物理治療師討論，提供更專業、為患者量身訂做的建議。每次的訓練過程中依認知或動作所需能力適時的給予協助，讓失智症患者更有成就感，也可建立家屬與患者間的互動關係。

改變生活型態

　　當患者為中、重度的失智症或認知功能退化無法配合運動規則時，可以用日常生活中的活動來替代運動，同樣可以達到維持健康的效果；例如飯後去散步、走路出門買菜、幫忙洗衣服、擦桌子、掃地等。鼓勵患者主動參與是重點，有兩種意涵，一是指患者的自發意願，讓他們有動機、有意願的參與活動，另一種是指肌肉的主動收縮，這樣才能達到訓練的效果。

　　選擇的活動，可以依照患者生病前的喜好來做選擇，例如患者以前是家庭主婦，可以讓她幫忙曬衣服，當手舉高時，就達到手上舉的肌力訓練，可能衣服的重量、重複的次數沒有達到所謂肌力訓練的標準，但這些動作可以維持日常生活中最基本所需的力氣和關節活動度，這就是很好的訓練。又例如，患者喜歡園藝，就可以讓患者幫忙種花除草，種花除草是需要力氣的，同時也許會勾起他們對這些植物的記憶或是相關的事件，這時和他們聊天，這也是做記憶提取的訓練。

過去家屬可能認為茶來伸手飯來張口，就是好命，讓長輩動手做，好像就是不孝，讓失智患者做事又做不好，乾脆自己做比較省事，其實這都是剝奪了患者們的活動機會，只會讓他們越來越虛弱，覺得自己沒有存在的價值感和成就感，因此把機會讓給他們做，只要他們的能力可及，就讓他們做，最好可以一起陪著做，家人們也能從中觀察患者生活能力的變化。

　　若是患者已經是行動不便甚至臥床的狀態，則活動可以感官刺激、協助主動或被動運動為主。讓他看熟悉的照片、聽喜歡的音樂、讀報紙給他聽、到外面曬曬太陽、幫忙按摩活動筋骨等，都有助於患者維持對外的連結及身體功能。

有氧運動訓練

　　適當的有氧運動訓練，可以增加心肺耐力，讓我們在日常活動時有足夠的體力而不會容易感覺疲勞。有氧運動訓練還可以增加大腦血流量，並使腦部神經

滋養因子增加，減少類澱粉蛋白堆積形成腦部斑塊，
因此對於認知功能亦有維持功能或延緩退化的效果。
從事有氧運動可以選擇患者原本就熟悉的、簡單、容
易執行、不需要學習特殊技巧的運動，例如走路、跑
步、騎腳踏車、游泳等。

阻力運動

　　練肌力可以使用沙包、啞鈴或彈力繩等當作訓練
的器材，若沒有特殊器材，裝滿水的寶特瓶、甚至自
己的身體重量，都可以當作訓練器材。訓練時可依本
身的能力漸進性的增加訓練的強度。所謂肌力訓練的
強度，可以分為「訓練重量」與「動作重複次數」兩
個部分。

肌力訓練的重量

　　若在專業人員指導下，可以先測試最大肌力，就
是一次能負荷最大的重量，再以 50%- 60% 的最大重量
開始訓練。但若是自己在家，千萬不可貿然自行測
試。因此建議一般可以從 1-2 公斤開始訓練，若是身體

較為虛弱者則建議可以從 0.5-1 公斤的重量開始，若本來就有運動習慣的人，則可以使用較重的公斤數如 2-2.5 公斤開始。

動作重複次數

以 10-15 次開始。建議在增加訓練的重量前，先增加動作重複次數，例如，第一天開始用 1 公斤的重量，一個動作重複做 10 次，做完覺得很輕鬆，第二天就先增加動作重複次數 15、20、30 次，然後再增加重量為 1.5 公斤，動作重複次數 10、15、20、30 次等，以此類推。

做肌力訓練時動作要緩慢，次數與重量的增加切勿心急，需顧及安全性，過度的肌力訓練，可能使肌肉受傷造成反效果。每個星期至少做 2 次肌力訓練，每次可以挑選 8-10 個肌群，每個肌群做 1-3 回合，每 1 回合 10-15 次，訓練時可以先將所有肌群做 1 回合後

再進行第 2、3 回合，讓肌群交替訓練，才不容易疲乏。

平衡訓練

預防跌倒一直是高齡族群重要的問題，對於失智症者來說也是如此。造成跌倒的危險因子，非常的多元，簡單的分為外在因子及內在因子。

外在因子

例如家中雜物多、行走動線有傢俱阻擋、地面濕滑、不平坦有突起、光線昏暗等，或是穿無防滑的鞋子、易掉落的拖鞋等，都容易造成跌倒。外在的因子是可以透過環境改造、加裝扶手、更換用品等來改善，這部分不在此多做說明。

內在因子

與失智症者本身的身體狀況有關，如與平衡相關的感覺系統，包括視覺、本體感覺及前庭覺退化或整合出現問題，造成容易跌倒；或是下肢的肌力下降、動作協調變差等，影響穩定度及敏捷度，造成容易跌

倒。因此可以透過平衡訓練，改善身體功能，以降低跌倒的危險。

平衡訓練的方法

訓練前若有專業的物理治療師協助評估，找出患者易造成跌倒的原因，進行個別化的訓練，是最有效益的。若是一般在家自行訓練，則可以參考前章衰弱症提供的運動項目來進行訓練，但過程中要避免跌倒發生。有時候藥物也會影響平衡，因此若患者服用的藥物副作用會讓患者嗜睡、頭暈想吐等，平衡運動就先暫停，以免發生危險。

簡文仁教「四方健康操」

潛龍飛天遊四方

作用

身體縮起吐氣沉潛，可以放鬆身心，挺身而起向四方遊走，
可以伸展軀幹四肢。

1　　　　　　　　　　　**2**

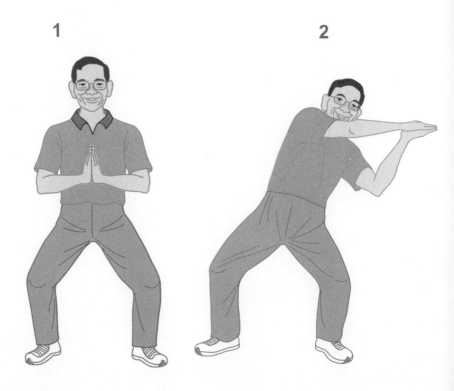

做法

雙手合掌置於胸前，雙腳打開與肩同寬，微微曲膝彎腰身體縮起；挺身站直雙手合掌向四方伸展遊走。

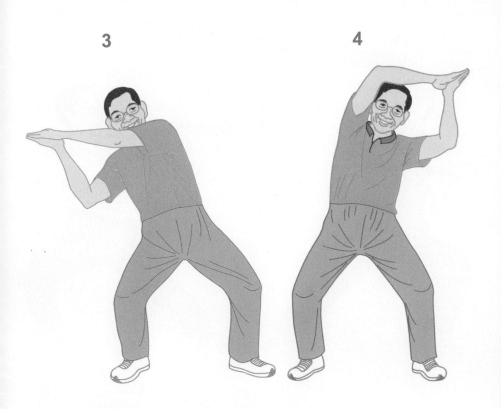

弓箭步法射四方

作用

挺身弓箭步法可以強化軀幹及下肢的肌力，握拳雙手拉開可以擴胸，伸展及強化前胸及上肢的肌力。

1　　　　　　　　　　　　　　　　**2**

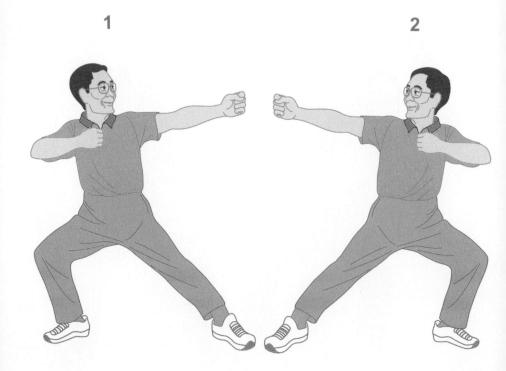

做法

雙腳打開兩倍肩寬，上半身挺直一手伸直離胸握拳，一手曲肘靠胸握拳成射箭狀；再曲膝成左弓右箭式，換邊成右弓左箭式。再跨前一步仰身射天，呈後弓前箭前弓後箭；轉身換邊。

3　　　　　4

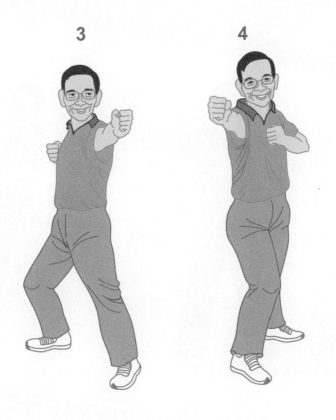

大字身法轉四方

作用

身體呈大字形保持平衡挺拔,再逐漸轉動身體,可以縱向伸展頸椎胸椎腰椎大腿小腿到腳,並訓練平衡,也可以強化臂力及下肢的肌力。

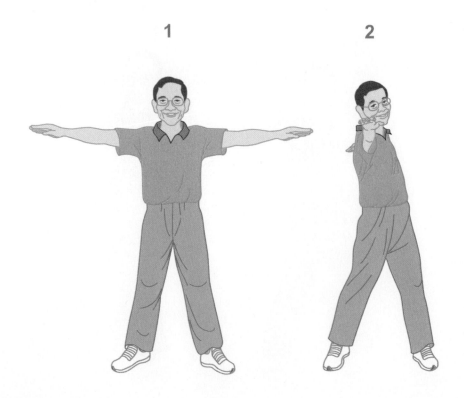

做法

雙腳打開兩倍肩寬，雙手向旁平伸身體呈大字形，轉動身體
向左向右；再逐漸加大角度弧度，身體注意保持平衡。

3　　　　　　　　　　　　　　　　　**4**

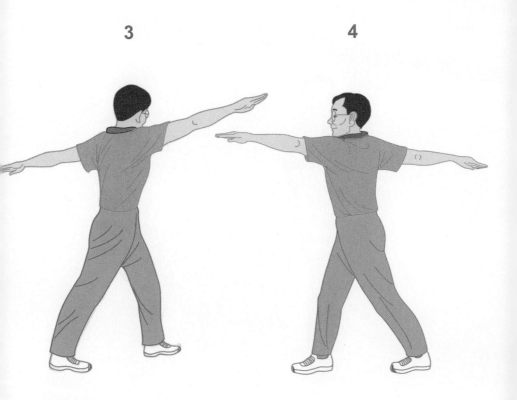

拍手跳腳笑四方

作用

這是訓練心肺功能的有氧運動，並可以強化下肢彈跳的能力。

1   **2**

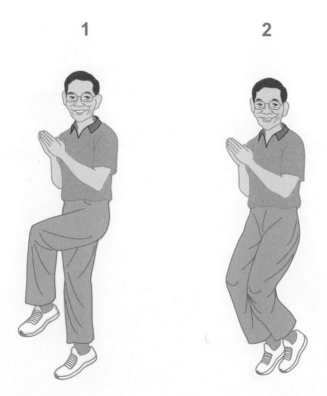

做法

如不能跳離地面，身體曲髖曲膝上下起伏也可以。

3   4

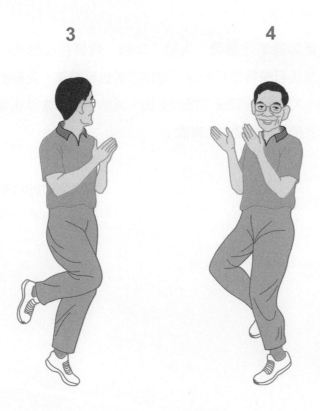

　　面對高齡化趨勢，人過中年後，就算是亞健康一族，或是已有慢性病纏身，選擇適於自己體能、正確的運動，持之以恆養成習慣的去做，高齡生活，當然也會是人生的另一種精彩「享壽」！

曹昭懿的小叮嚀

國家圖書館出版品預行編目(CIP)資料

物理治療師教你
中年後亞健康人的正確運動 /
曹昭懿、簡盟月暨 臺大物理治療團隊作.
-- 初版. -- 臺北市：大塊文化, 2017.04
　　面；　公分. -- (Care ; 49)
ISBN 978-986-213-785-7(平裝)
1.運動健康 2.中老年人保健
411.7　　　　　　　　106002980

CARE

Good Care ,
Good Living

CARE

Good Care ,
Good Living

CARE
Good Care ,
Good Living